U0868580

中华中医药学会发布

ZYYXH/T3.1～3.15—2007

糖尿病中医防治指南

Guideline for TCM Diabetes Prevention and Treatment

中国中医药出版社

·北　京·

图书在版编目（CIP）数据

糖尿病中医防治指南/中华中医药学会发布. —北京：中国中医药出版社，2007.6(2025.4 重印)

ISBN 978-7-80231-222-7

Ⅰ.糖…　Ⅱ.中…　Ⅲ.糖尿病—中医治疗法　Ⅳ.R259.871

中国版本图书馆 CIP 数据核字(2007)第 088440 号

中国中医药出版社出版

北京经济技术开发区科创十三街 31 号院二区 8 号楼

邮政编码：100176

传真：64405721

北京盛通印刷股份有限公司印刷

各地新华书店经销

*

开本 880×1230　1/16　印张 6.25　字数 170 千字

2007 年 6 月第 1 版　2025 年 4 月第 4 次印刷

书号：ISBN 978-7-80231-222-7

*

定价：28.00 元

网址　www.cptcm.com

如有质量问题请与本社出版部调换

服务热线　010 64405510

购书热线　010 89535836

书店网址：csln.net/qksd/

目　次

前　言

《糖尿病中医防治指南》包括糖尿病前期、糖尿病、糖尿病肾病、糖尿病视网膜病变、糖尿病周围神经病变、糖尿病勃起功能障碍、糖尿病自主神经病变、糖尿病合并心脏病、糖尿病合并脑血管病、糖尿病足、糖尿病合并高血压病、糖尿病合并脂代谢紊乱、代谢综合征、糖尿病代谢性骨病及糖尿病合并皮肤病，共十五个部分。其中糖尿病自主神经病变包括糖尿病心脏自主神经病变、糖尿病胃肠病、糖尿病泌汗异常和糖尿病神经源性膀胱四个部分；糖尿病合并皮肤病包括糖尿病合并皮肤瘙痒症、糖尿病合并手足癣两个部分。

本《指南》各部分的附录 A 均为资料性附录。

本《指南》由中华中医药学会提出并发布。

本《指南》由中华中医药学会糖尿病分会归口。

本《指南》起草单位：中国中医科学院广安门医院、中国中医科学院西苑医院、中国中医科学院望京医院、中国中医科学院眼科医院、卫生部中日友好医院、北京中医药大学、北京中医药大学附属东方医院、北京中医药大学附属东直门医院、北京世纪坛医院、解放军空军总医院、上海中医药大学附属曙光医院、成都中医药大学附属医院、广州中医药大学第一附属医院、黑龙江省中西医结合研究所、河南中医学院第一附属医院、辽宁中医药大学、天津中医药大学第一附属医院、华中科技大学同济医学院中西医结合研究所、山东中医药大学第二附属医院、长春中医药大学附属医院、河南省开封市第一中医院、厦门市第一医院、深圳市中医院、上海市中西医结合医院、杭州市中医院、河北以岭医药集团。

本《指南》由中华中医药学会糖尿病分会主任委员仝小林牵头，参加起草的人员有：糖尿病及糖尿病前期（仝小林、刘喜明、魏军平、倪青、高齐健），糖尿病肾病（高彦彬、刘铜华、李平），糖尿病视网膜病变（段俊国、金明、接传红），糖尿病周围神经病变（庞国明、闫镛、郑晓东），糖尿病勃起功能障碍（冯建华、高思华、贾金铭），糖尿病泌汗异常及糖尿病神经源性膀胱（李显筑、王丹），糖尿病胃肠病（杨叔禹、李学军、朴春丽、赖畅钦、刘绍能），糖尿病合并心脏病及糖尿病心脏自主神经病变（吴以岭、高玉芳、高怀林、胡元会），糖尿病合并脑血管病（冯兴中、张宁、谢春光），糖尿病足（奚九一、范冠杰、柳国斌、袁群、冯志海），糖尿病合并高血压病（ 赵进喜、胡元会），糖尿病合并脂代谢紊乱（朱章志、吴深涛、陆付耳），代谢综合征（魏子孝、李惠林、洪郁芝、夏城东），糖尿病性代谢性骨病（沈远东、詹红生、赵咏芳、曹月龙、陆灏、倪青），糖尿病合并皮肤病（石岩、尤立平、刘瓦利、宋坪）。

引　言

《糖尿病中医防治指南》是国家中医药管理局政策法规与监督司立项的标准化项目之一，由中华中医药学会糖尿病分会负责编写，是指导和规范中医防治糖尿病的纲领性文本。本《指南》的编写和发布旨在为中医防治糖尿病提供技术方法，促使中医糖尿病防治的科学化、规范化，促进我国中医糖尿病防治的健康发展，能适应新形势下中医药事业发展的需要和中医糖尿病从业人员临床科研工作的需要。

本《指南》于 2005 年 12 月正式立项，2006 年 3 月由中华中医药学会糖尿病分会组织北京地区的专家对编写体例、内容和时间安排进行讨论，提出编写过程中可能出现的问题。2006 年 4 月召开启动会，并广泛邀请中华医学会糖尿病分会、中国中西医结合学会内分泌分会、世界中医药联合会糖尿病分会、中华中医药学会内科分会消渴病学组的 30 多位专家和有关领导参加，听取了中华医学会糖尿病分会编写《中国糖尿病防治指南》的经验，对编写内容进行了分工并提出具体要求，由中华中医药学会糖尿病分会的常委以上人员承担各章节的编写工作。每一章节由三人组成核心组成员，并邀请相关学科的专家参加，广泛听取相关学科的意见，集体讨论后确定。6 月在上海召开一审会议，讨论了编写过程中存在的问题和解决的措施。9 月在河北石家庄召开的第九次全国中医糖尿病会议上进行了二审，广泛征求了与会代表的意见；同月 27 日派员参加了中华中医药学会主持的国家中医药管理局标准化项目培训班。根据主管部门的要求，10 月份召开了在京地区的编写专家会议，针对二审会上代表的建议和标准化项目的管理要求，修改完善了编写内容和体例，之后将有关内容以书面形式送请国内 10 位知名中医糖尿病专家和并发症相关学科的专家审定，在综合专家建议的基础上，对部分内容进行了进一步地讨论和修改。12 月在广州召开定稿会，专家们又逐项逐字进行了认真讨论，最后定稿。

本《指南》得到了行业专家的广泛共识，是专家集体智慧的结晶。它突出了科学性、实用性和先进性，尽量贴近临床。

本《指南》在起草过程中得到了广州中一药业的大力支持，国内著名的中医、中西医结合糖尿病专家林兰、张发荣、栗德林、南征、程益春、吕靖中等对中医辨证分型进行了审订，提出了许多宝贵意见，在此一并致谢。

本《指南》审定组成员：路志正、张伯礼、王庆国、肖惠、王琦、孙涛、刘保延。

本《指南》在编写过程中得到了董柳、王佳、李洪皎、周丽波、甄仲、刘雅凝、潘秋、于波、张燕妮、刘霞、孙鑫、吴欣芳、段娟、李建卿、张奋等的支持，进行了大量的校对工作，在此表示感谢。

糖尿病前期

1 概述

糖尿病前期是指由血糖调节正常发展为糖调节受损（IGR)，血糖升高但尚未达到糖尿病诊断标准。包括空腹血糖受损（IFG)、糖耐量受损（IGT)，二者可单独或合并出现。其中IGT是糖尿病的重要危险因素，若伴有肥胖、高血压、血脂紊乱则危险性更大。1979年美国国家糖尿病研究组和WHO糖尿病专家委员会首次确认IGT为一种疾病状态，即亚临床状态。

1986~2002年间进行了几个大型的糖尿病高危人群干预前瞻性研究，包括中国大庆的糖尿病预防研究、芬兰的DPS、美国的DPP和欧洲的STOP-NIDDM研究。我国IGT的患病率高达4.72%，大城市达10%以上。IGT患者中有1/3发展为糖尿病，1/3转变为正常，1/3维持在IGT阶段，几乎所有2型糖尿病的患者都要经过IGT阶段。IGT不仅是糖尿病高危人群（每年有1.5%~10%进展为糖尿病)，也是心血管疾病的危险因素。成人IGT的患病率因民族、地域、时代不同而差别较大，欧洲为3%~10%，北美为11%~20%。1997年和1998年，广州和上海流行病学调查显示IGT患病率达到10%以上。IGT经过数年到10年可发展为2型糖尿病，按不同的国家或地区，转化率低者约20%，高者达60%以上。中国人IGT者向糖尿病转化的百分比每年达8%~11%。

糖尿病前期属于中医“脾瘅”、“食郁”等范畴。

2 病因病机

2.1 发病因素

禀赋异常，过食肥甘，久坐少动，情志失调等为糖尿病前期发生的主要原因。禀赋异常为内因，过食肥甘为外因，且后者更为重要。

2.1.1 饮食因素

过食肥甘厚味，饮食不消，聚湿变浊生痰，形体肥胖。《素问·奇病论》曰：“……有病口甘者……此五气之溢也，名曰脾瘅。此人必数食甘美而多肥也。肥者令人内热，甘者令人中满。故其气上溢，转为消渴。治之以兰，除陈气也。”

2.1.2 久坐少动

脾胃呆滞，纳运迟滞，饮食变生痰浊。

2.1.3 情志失调

一般IGT以过食肥甘为主，IFG以素体阴虚为主，而情志失调为重要的诱发因素。

2.2 病机及演变规律

糖尿病前期是气、血、痰、火、湿、食六郁兼夹为病，而食郁为其发生的基础。按照病程的发展过程可归纳为：先为食气，继之痰浊，最后化热（虚热、实热)。整个过程均以实证为主，可兼虚（气虚、阴虚)、兼瘀（痰瘀、浊瘀)，痰浊化热与否决定血糖是否升高。

2.3 病位、病性

糖尿病前期病位在五脏，以脾（胃)、肝为主，涉及心肺肾。多以标实为主，或虚实夹杂，标为痰浊，本为脾虚。

3 诊断

3.1 临床表现

3.1.1 症状

糖尿病前期一般无临床症状，多在健康体检或因其他疾病检查时发现，口服葡萄糖耐量试验（OGTT）确诊为糖尿病前期。不少患者常首先发现或兼有高血压、肥胖、血脂异常等。

3.1.2 体征

糖尿病前期多形体肥胖或超重，其他体征不明显。

3.2 理化检查

检查空腹血糖或餐后2小时血糖，或OGTT。

3.3 诊断标准

3.3.1 IFG

空腹静脉血浆血糖≥6.1mmol/L（110mg/dl）且<7.0mmol/L（126mg/dl）；及负荷后2小时血糖<7.8mmol/L（140mg/dl）。

3.3.2 IGT

空腹静脉血浆血糖<7.0mmol/L（126mg/dl）；及负荷后2小时血糖≥7.8mmol/L（140mg/dl）且<11.1mmol/L（200mg/dl）。

3.4 鉴别诊断

女性需与多囊卵巢综合征（PCOS）相鉴别，PCOS表现为不同程度的月经异常（稀发、量少、闭经、功能失调性子宫出血）及不孕、多毛、痤疮、肥胖等，检查见卵巢多囊性改变、高雄激素血症和黄体生成素（LH）/促卵泡激素（FSH）比值增高，常伴有胰岛素抵抗或高胰岛素血症、血糖升高和高脂血症。

4 治疗

4.1 基础治疗

4.1.1 饮食

少食肥甘厚味、煎炸烧烤及膨化食品和碳酸饮料，饮食以清淡为主，适当食用粗粮，多食绿色蔬菜。

4.1.2 运动

单纯糖尿病前期体质强壮者可采用跑步、登山、游泳、打球等强度较大的运动项目，体质虚弱者可采用太极拳、八段锦等强度较小的活动。

4.2 辨证论治

糖尿病前期重在早期预防，提倡治“未病”。其中肥胖或超重者多属痰浊，中等体型或消瘦者多属阴虚。痰浊者总以消膏转浊为要，气滞痰阻者治以理气化痰，脾虚痰湿者治以健脾化痰，化热者佐以清热；阴虚气滞者治以养阴理气，消瘦者勿忘养阴。

4.2.1 气滞痰阻证

症状：形体肥胖，腹型肥胖，或见脘腹胀闷，心烦口苦，大便干结，舌质淡红，苔白腻或厚腻，脉弦滑。

治法：理气化痰。

方药：越鞠丸（《丹溪心法》）加减。

香附　川芎　苍术　栀子　神曲　半夏　佩兰　陈皮

加减：口苦、舌苔黄加黄连、全瓜蒌；脘腹胀闷甚加枳实。

4.2.2 脾虚痰湿证

症状：形体肥胖，腹部增大，或见倦怠乏力，纳呆便溏，口淡无味或黏腻，舌质淡有齿痕，苔薄白或腻，脉濡缓。

治法：健脾化痰。

方药：六君子汤（《校注妇人良方》）加减。

党参　白术　茯苓　甘草　陈皮　半夏　荷叶　佩兰

加减：倦怠乏力加黄芪；食欲不振加焦三仙；口黏腻加薏苡仁、白蔻仁。

4.2.3 阴虚气滞证

症状：形体中等或偏瘦，或见口干口渴，夜间为甚，两胁胀痛，盗汗失眠，舌质偏红，苔薄白，脉弦细。

治法：养阴理气。

方药：二至丸（《医方集解》）合四逆散（《伤寒论》）加减。

女贞子　旱莲草　柴胡　白芍　枳实　甘草

加减：两胁胀痛加青皮、橘叶；口干口渴加生地黄、石斛。

4.3　其他疗法

4.3.1　中成药

越鞠丸，用于胸脘痞闷，腹中胀满等。

六味地黄丸，用于肾阴亏损，头晕耳鸣，腰膝酸软等。

天芪降糖胶囊，用于气阴两虚，症见倦怠乏力、口渴喜饮等。

4.3.2　针灸

耳针与体针可选用抑制食欲和减肥的穴位。

4.3.3　按摩

进行腹部按摩有利于减肥。

4.4　西医治疗原则

4.4.1　IGT、IFG 人群的筛查

筛查人群为年龄≥45 岁者，特别是≥45 岁伴超重或肥胖者。如年龄 <45 岁者，有其他危险因素：肥胖、糖尿病一级亲属、高危种族、巨大婴儿生产史或妊娠高血糖、高血压、血脂紊乱、曾为 IGT 或 IFG 者。如筛查正常，3 年后重复筛查。

4.4.2　强化生活方式干预

生活方式干预可使糖尿病危险率降低 30% ~58%。强化生活方式干预一般要求每日减少主食 100~150g，运动量增加 150 分钟/周；体重指数（BMI）达到或接近 24，或体重减少 5% ~7%，每日减少总热量 1.67~2.09KJ。饱和脂肪酸摄入占总脂肪酸摄入的 30% 以下。

4.4.3　药物干预

IGT 患者对生活方式干预效果不满意，需考虑药物干预。常用的有双胍类药物、α-糖苷酶抑制剂和胰岛素增敏剂。

附 录 A
（资料性附录）

附表 1　　1999 年 WHO 糖尿病及 IGT/IFG 的血糖诊断标准

	血糖浓度［mmol/L（mg/dl）］		
	全血		血浆
	静脉	毛细血管	静脉
糖尿病			
空腹	≥6.1（110）	≥6.1（110）	≥7.0（126）
负荷后 2 小时	≥10.0（180）	≥11.1（200）	≥11.1（200）
或两者			
糖耐量受损（IGT）			
空腹（如行检测）	<6.1（110）	<6.1（110）	<7.0（126）
及负荷后 2 小时	≥6.7（120）~<10.1（180）	≥7.8（140）~<11.1（200）	≥7.8（140）~<11.1（200）
空腹血糖受损（IFG）			
空腹	≥5.6（100）~<6.1（110）	≥5.6（100）~<6.1（110）	≥6.1（110）~<7.0（126）
负荷后 2 小时（如行检测）	<6.7（120）	<7.8（140）	<7.8（140）
正常			
空腹	<5.6（100）	<5.6（100）	<6.1（110）
负荷后 2 小时	<6.7（120）	<7.8（140）	<7.8（140）

糖 尿 病

1 概述

糖尿病（DM）是由于胰岛素分泌绝对或相对不足（胰岛素分泌缺陷），以及机体靶组织或靶器官对胰岛素敏感性降低（胰岛素作用缺陷）引起的以血糖水平升高，可伴有血脂异常等为特征的代谢性疾病。目前，全世界已经确诊的DM患者约1.94亿，到2025年将突破3.33亿。在我国1980年DM的患病率为0.67%，1994年为2.51%，1996年上升到3.21%，大城市达4%～5%，患病人数达4000万。DM可分为原发性DM和继发性DM，原发性DM又分为1型糖尿病（T1DM）和2型糖尿病（T2DM）。T1DM为胰岛素分泌绝对不足，T2DM为胰岛素不足伴抵抗；T1DM必须使用胰岛素治疗，T2DM多采用中西医综合控制。在DM中90%以上为T2DM，按其自然过程分为DM前期、DM期与慢性并发症期。DM血糖严重升高者可发生DM酮症酸中毒或非酮症性高渗综合征等急性并发症；长期血糖升高可导致视网膜、肾脏、周围神经或血管等全身大血管、微血管及神经病变，是DM致死致残的主要原因。

DM属于中医“消渴”、“肥胖”等范畴。出现并发症时详见各并发症章节。

2 病因病机

2.1 发病因素

禀赋异常、五脏柔弱、素体阴虚、过食肥甘、情志失调、久坐少动、运动量减少等为DM发生的原因。禀赋异常为内因，饮食情志为外因，内外因相合而致DM。

2.1.1 饮食因素

过食肥甘厚味及饮食结构或质量改变为主要病因。《内经》云：“饮食自倍，肠胃乃伤”；“肥者令人内热，甘者令人中满”。多食肥甘，滞胃碍脾，中焦壅滞，升降受阻，运化失司，聚湿变浊生痰，日久化热伤津，导致DM。

2.1.2 久坐少动

久坐少动，活动减少，脾气呆滞，运化失常；脾气既耗，胃气亦伤，脾胃虚弱；脾不散精，精微物质不归正化，则为湿为痰、为浊为膏，日久化热，导致DM。

2.1.3 情志失调

情志失调，肝失疏泄，则中焦气机郁滞，形成肝脾气滞、肝胃气滞；脾胃运化失常，饮食壅而生热，滞而生痰，变生DM。

2.2 病机及演变规律

DM为食、郁、痰、湿、热、瘀交织为患。其病机演变基本按郁、热、虚、损四个阶段发展。发病初期以六郁为主，病位多在肝，在脾（胃）；继则郁久化热，以肝热、胃热为主，亦可兼肺热、肠热；燥热既久，壮火食气，燥热伤阴，阴损及阳，终至气血阴阳俱虚；脏腑受损，病邪入络，络损脉损，变证百出。

2.3 病位、病性

DM病位在五脏，以脾（胃）、肝、肾为主，涉及心肺；阴虚或气虚为本，痰浊血瘀为标，多虚实夹杂。初期为情志失调，痰浊化热伤阴，以标实为主；继之为气阴两虚，最后阴阳两虚，兼夹痰浊瘀血，以本虚为主。阴虚血脉运行涩滞、气虚鼓动无力、痰浊阻滞、血脉不利等都可形成瘀血，痰浊是瘀血形成的病理基础，且二者相互影响，瘀血贯穿DM始终，是并发症发生和发展的病理基础；痰浊瘀血又可损伤脏腑，耗伤气血，使病变错综复杂。

3 诊断

3.1 临床表现

3.1.1 症状

3.1.1.1 DM 期

典型的 DM 具有多饮、多食、多尿及体重下降；在 T2DM 中约 50% 的患者无症状，80% DM 患者以皮肤或外阴瘙痒、皮肤化脓性感染、视物模糊等为首发症状。

3.1.1.1.1 主要症状

多饮，多尿，烦渴，渴喜冷饮；小便频数量多，有泡沫，或有甜味。

3.1.1.1.2 多食易饥

食欲亢进，易饥饿，进食量多，倍于常人。

3.1.1.1.3 体重下降

T2DM 开始表现为肥胖或超重，当血糖异常升高至一定程度时，营养物质丢失，体重下降，往往伴有体力不支、倦怠乏力等。

3.1.1.1.4 其他症状

心烦易怒、失眠多梦、健忘、腰膝酸软等，女子带下量多，月经不调。

3.1.1.2 并发症期

DM 急性并发症或慢性并发症引起的脏器功能障碍等可出现相应的表现，如四肢麻木、视力障碍、便秘或大便时干时稀、心悸心慌、眩晕、水肿、男子性欲低下、阳痿等。

3.1.2 体征

早期病情较轻，大多无明显体征。病情严重时出现急性并发症有失水等表现，病久则发生大血管、微血管、周围或内脏神经、肌肉、骨关节等各种并发症而出现相应的体征。

3.2 理化检查

3.2.1 血液检查

3.2.1.1 血糖

DM 诊断必须采用静脉血浆血糖，DM 监测可用指血检测毛细血管血糖。

3.2.1.2 OGTT

DM 前期人群，或 DM 疑似人群（有 DM 家族史者，反复早产、死胎、巨婴、难产、流产的经产妇，或屡发疮疖痈疽者，或皮肤及外阴瘙痒者）及 DM 高危人群（肥胖、高血压、冠心病、血脂异常）均需进行 OGTT。

3.2.1.3 糖化血红蛋白（HbA_1C）

血糖与红细胞膜血红蛋白逐渐结合形成 HbA_1C，存在于红细胞生成到破坏的全过程中，可以反映 2~3 个月的平均血糖水平。

3.2.1.4 糖化血清蛋白

血糖与血清白蛋白结合形成糖化血清蛋白，可以反映近 1~2 周的血糖情况。

3.2.1.5 空腹血浆胰岛素与胰岛素释放试验

可以反映胰岛 β 细胞的贮备功能。

3.2.1.6 C-肽释放试验

外源性注射胰岛素的病人更适合测定 C-肽。

3.2.1.7 胰岛细胞自身抗体

常见的有胰岛细胞抗体（ICA）、胰岛素自身抗体（IAA）和谷氨酸脱羧酶抗体（GADA）。

3.2.1.8 血脂

DM 患者的甘油三酯、总胆固醇与低密度脂蛋白胆固醇均升高，而高密度脂蛋白胆固醇降低。其中甘油三酯升高最常见。

3.2.2　尿液检查

3.2.2.1　尿糖

正常人肾糖阈为8.96～10.08mmol/L（160～180mg/dl），超过此水平时才出现尿糖。

3.2.2.2　尿蛋白

一般无DM肾病者阴性或偶有微量白蛋白。

3.2.2.3　尿酮体

见于DM酮症或酮症酸中毒时，也可因进食过少发生饥饿性酮症。

3.2.2.4　其他

DM尿路感染时常规尿检或尿液镜检可见大量白细胞。

3.2.3　人体测量学

3.2.3.1　体重指数（body mass index，BMI）

BMI = 实际体重/身高^2（kg/m^2）。2001年提出中国成人体重指数分类的推荐意见，BMI在24.0～27.9时为超重，≥28时为肥胖。

3.2.3.2　腰围与腰围臀围比率（waist hip rate，WHR）

中国人腰围：男性≥85cm、女性≥80cm为腹型肥胖。WHR = 腰围 ÷ 臀围，WHR是区分体脂分布类型的指标，正常人：男性 <0.90、女性 <0.85。若男性 >0.90为中心性肥胖，女性 >0.85为中心性肥胖。

3.2.4　其他检查

当出现急性并发症时要进行血酮、电解质、渗透压、酸碱度等相应的检查。

3.3　诊断标准

按照1999年WHO专家咨询委员会对DM的定义、分类与诊断标准。

（1）DM症状（多尿、多饮及不能解释的体重下降），并且随机（餐后任何时间）血浆葡萄糖（VPG）≥11.1mmol/L（200mg/dl）；或

（2）空腹（禁热量摄入至少8小时）血浆葡萄糖（FPG）水平≥7.0mmol/L（126mg/dl）；或

（3）口服葡萄糖（75g脱水葡萄糖）耐量试验（OGTT）中2小时的血浆葡萄糖（2hPG）水平≥11.1mmol/L（200mg/dl）。

注：在无引起急性代谢失代偿的高血糖情况下，应在另一日重复上述指标中任何一项，以确定DM的诊断，不推荐做第三次OGTT测定。

3.4　鉴别诊断

3.4.1　非葡萄糖尿

乳糖尿见于哺乳妇女或孕妇及婴儿，果糖及戊糖尿见于进食大量水果后，为罕见的先天性疾患。

3.4.2　非DM性葡萄糖尿

当过度饥饿后，一次进食大量糖类食物，可产生饥饿性糖尿；少数正常人在摄食大量糖类食物，或因吸收过快，可出现暂时性滋养性糖尿；胃切除或甲亢可出现暂时性糖尿及低血糖症状。肾炎、肾病等可因肾小管再吸收功能障碍而发生肾性糖尿。怀孕后期或哺乳期妇女由于乳腺产生过多乳糖，且随尿排出产生乳糖尿。脑出血、大量上消化道出血、脑瘤、窒息等，有时血糖呈暂时性过高伴尿糖为应激性糖尿。尿酸、维生素C、葡萄糖醛酸等具有还原性物质或异烟肼、青霉素、强心苷、噻嗪类利尿剂等随尿排泄的药物使尿糖出现假阳性。

3.4.3　甲状腺功能亢进症

表现为多食、易饥、口干口渴、怕热多汗、急躁易怒等高代谢状态，血甲状腺激素水平升高。

4 治疗

4.1 基础治疗

4.1.1 饮食

坚持做到总量控制、结构调整、吃序颠倒，就是指每餐只吃七八分饱，以素食为主，其他为辅，营养均衡，进餐时先喝汤、吃青菜，快饱时再吃些主食、肉类。在平衡膳食的基础上，根据病人体质的寒热虚实选择相应的食物：火热者选用清凉类食物，如苦瓜、蒲公英、苦菜、苦杏仁等；虚寒者选用温补类食物，如生姜、干姜、肉桂、花椒做调味品炖羊肉、牛肉等；阴虚者选用养阴类食物，如黄瓜、西葫芦、丝瓜、百合、生菜等；大便干结者选黑芝麻、菠菜、茄子、胡萝卜汁、白萝卜汁；胃脘满闷者选凉拌苏叶、荷叶、陈皮丝；小便频数者选核桃肉、山药、莲子；肥胖者采用低热量、粗纤维的减肥食谱，常吃粗粮杂粮等有利于减肥的食物。针对糖尿病不同并发症常需要不同的饮食调摄，如糖尿病神经源性膀胱患者晚餐后减少水分摄入量，睡前排空膀胱；合并皮肤瘙痒症、手足癣者应控制烟酒、浓茶、辛辣、海鲜发物等刺激性饮食；合并脂代谢紊乱者可用菊花、决明子、枸杞子、山楂等药物泡水代茶饮。

4.1.2 运动

坚持做适合自己的运动，应循序渐进、量力而行、动中有静、劳逸结合，将其纳入日常生活的规划中。青壮年患者或体质较好者可以选用比较剧烈的运动项目，中老年患者或体质较弱者可选用比较温和的运动项目，不适合户外锻炼者可练吐纳呼吸或打坐功；八段锦、太极拳、五禽戏等养身调心传统的锻炼方式适宜大部分患者；有并发症的患者原则上避免剧烈运动。

4.1.3 心理调节

DM 患者应正确认识和对待疾病，修身养性，陶冶性情，保持心情舒畅，调畅气机，树立战胜疾病的信心和乐观主义精神，配合医生进行合理的治疗和监测。

4.2 辨证论治

DM 多因禀赋异常、过食肥甘、多坐少动，以及精神因素而成。病因复杂，变证多端。辨证当明确郁、热、虚、损等不同病程特点。本病初始多六郁相兼为病，宜辛开苦降，行气化痰。郁久化热，肝胃郁热者，宜开郁清胃；热盛者宜苦酸制甜，其肺热、肠热、胃热诸证并宜辨证治之。燥热伤阴，壮火食气终致气血阴阳俱虚，则须益气养血，滋阴补阳润燥。脉损、络损诸证更宜及早、全程治络，应根据不同病情选用辛香疏络、辛润通络、活血通络诸法，有利于提高临床疗效。

4.2.1 DM 期

多由 DM 前期发展而来，气滞痰阻、脾虚痰湿或气滞阴虚者皆可化热，热盛伤津，久之伤气，形成气阴两虚，甚至阴阳两虚。由于损伤脏腑不同，兼夹痰浊血瘀性质有别，可出现各种表现形式。

4.2.1.1 痰（湿）热互结证

症状：形体肥胖，腹部胀大，口干口渴，喜冷饮，饮水量多，脘腹胀满，易饥多食，心烦口苦，大便干结，小便色黄，舌质淡红，苔黄腻，脉弦滑。或见五心烦热，盗汗，腰膝酸软，倦怠乏力，舌质红，苔少，脉弦细数。

治法：清热化痰。

方药：小陷胸汤（《伤寒论》）加减。

全瓜蒌 半夏 黄连 枳实

加减：口渴喜饮加生石膏、知母；腹部胀满加炒莱菔子、焦槟榔。偏湿热困脾者，治以健脾和胃，清热祛湿，用六君子汤加减治疗。

4.2.1.2 热盛伤津证

症状：口干咽燥，渴喜冷饮，易饥多食，尿频量多，心烦易怒，口苦，溲赤便秘，舌干红，苔黄燥，脉细数。

治法：清热生津止渴。

方药：消渴方（《丹溪心法》）或白虎加人参汤（《伤寒论》）加减。

天花粉　石膏　黄连　生地黄　太子参　葛根　麦冬　藕汁　甘草

加减：肝胃郁热，大柴胡汤（《伤寒论》）加减；胃热，三黄汤（《备急千金要方》）加减；肠热，增液承气汤（《温病条辨》）加减；热盛津伤甚，连梅饮（《温病条辨》）加减。

4.2.1.3　气阴两虚证

症状：咽干口燥，口渴多饮，神疲乏力，气短懒言，形体消瘦，腰膝酸软，自汗盗汗，五心烦热，心悸失眠，舌红少津，苔薄白干或少苔，脉弦细数。

治法：益气养阴。

方药：玉泉丸（《杂病源流犀烛》）或玉液汤（《医学衷中参西录》）加减。

天花粉　葛根　麦冬　太子参　茯苓　乌梅　黄芪　甘草

加减：倦怠乏力甚重用黄芪；口干咽燥甚重加麦冬、石斛。

4.2.2　并发症期

肥胖型与非肥胖型 T2DM 日久均可导致肝肾阴虚或肾阴阳两虚，出现各种慢性并发症，严重者发生死亡。

4.2.2.1　肝肾阴虚证

症状：小便频数，浑浊如膏，视物模糊，腰膝酸软，眩晕耳鸣，五心烦热，低热颧红，口干咽燥，多梦遗精，皮肤干燥，雀目，或蚊蝇飞舞，或失明，皮肤瘙痒，舌红少苔，脉细数。

治法：滋补肝肾。

方药：杞菊地黄丸（《医级》）或麦味地黄汤（《寿世保元》）加减。

枸杞子　菊花　熟地黄　山茱萸　山药　茯苓　丹皮　泽泻　女贞子　旱莲草

加减：视物模糊加茺蔚子、桑椹子；头晕加桑叶、天麻。

4.2.2.2　阴阳两虚证

症状：小便频数，夜尿增多，浑浊如脂如膏，甚至饮一溲一，五心烦热，口干咽燥，神疲，耳轮干枯，面色黧黑；腰膝酸软无力，畏寒肢凉，四肢欠温，阳痿，下肢浮肿，甚则全身皆肿，舌质淡，苔白而干，脉沉细无力。

治法：滋阴补阳。

方药：金匮肾气丸（《金匮要略》）加减，水肿者用济生肾气丸（《济生方》）加减。

制附子　桂枝　熟地黄　山茱萸　山药　泽泻　茯苓　丹皮

加减：偏肾阳虚，选右归饮加减；偏肾阴虚，选左归饮加减。

其他详见各并发症章节。

4.2.3　兼夹证

4.2.3.1　兼痰浊

症状：形体肥胖，嗜食肥甘，脘腹满闷，肢体沉重，呕恶眩晕，恶心口黏，头重嗜睡，舌质淡红，苔白厚腻，脉弦滑。

治法：理气化痰。

方药：二陈汤（《太平惠民和剂局方》）加减。

姜半夏　陈皮　茯苓　炙甘草　生姜　大枣

加减：脘腹满闷加广木香、枳壳；恶心口黏加砂仁、荷叶。

4.2.3.2　兼血瘀

症状：肢体麻木或疼痛，下肢紫暗，胸闷刺痛，中风偏瘫，或语言謇涩，眼底出血，唇舌紫暗，舌有瘀斑或舌下青筋显露，苔薄白，脉弦涩。

治法：活血化瘀。

方药：一般瘀血选用桃红四物汤（《医宗金鉴》）加减，也可根据瘀血的部位选用王清任五个逐瘀汤（《医林改错》）加减。

桃仁　红花　当归　生地黄　川芎　枳壳　赤芍　桔梗　炙甘草

加减：瘀阻经络加地龙、全蝎；瘀阻血脉加水蛭。

4.3　其他疗法

4.3.1　中成药

中成药的选用必须适合该品种的证型，切忌盲目使用。中成药建议选用无糖颗粒剂、胶囊剂、浓缩丸或片剂。

六味地黄丸，用于肾阴亏损，头晕耳鸣，腰膝酸软等。

麦味地黄丸，用于肺肾阴亏，潮热盗汗等。

杞菊地黄丸，用于肝肾阴亏，眩晕耳鸣，羞明畏光等。

金匮肾气丸，用于肾虚水肿，腰酸腿软等。

同时，要注意非DM药物的选用以治疗兼证，如肠热便秘者选复方芦荟胶囊或新清宁，阴虚肠燥者选麻仁润肠丸，失眠者选安神补心丸或天王补心丹，易感冒者选玉屏风颗粒，心烦易怒者选丹栀逍遥丸。

中西复方制剂：消渴丸，具有滋肾养阴、益气生津的作用，每10粒含格列苯脲（优降糖）2.5mg。使用方法类似优降糖，适用于气阴两虚而血糖升高的T2DM患者。

4.3.2　针灸

4.3.2.1　体针

DM患者进行针法治疗时要严格消毒，一般慎用灸法，以免引起烧灼伤。针法调节血糖的常用处方有：上消（肺热津伤）处方：肺俞、脾俞、胰俞、尺泽、曲池、廉泉、承浆、足三里、三阴交；配穴，烦渴、口干加金津、玉液。中消（胃热炽盛）处方：脾俞、胃俞、胰俞、足三里、三阴交、内庭、中脘、阴陵泉、曲池、合谷；配穴，大便秘结加天枢、支沟。下消（肾阴亏虚）处方：肾俞、关元、三阴交、太溪；配穴，视物模糊加太冲、光明。阴阳两虚处方：气海、关元、肾俞、命门、三阴交、太溪、复溜。

4.3.2.2　耳针

耳针、耳穴贴压以内分泌、肾上腺等穴位为主。耳针疗法取穴胰、内分泌、肾上腺、缘中、三焦、肾、神门、心、肝，配穴偏上消者加肺、渴点；偏中消者加脾、胃；偏下消者加膀胱。

4.3.3　按摩

肥胖或超重DM患者可腹部按摩中脘、水分、气海、关元、天枢、水道等。点穴减肥常取合谷、内关、足三里、三阴交。也可推拿面颈部、胸背部、臀部、四肢等部位以摩、揿、揉、按、捏、拿、合、分、轻拍等手法。

4.4　西医治疗原则

4.4.1　DM治疗的原则和代谢控制的目标

纠正DM患者不良的生活方式和代谢紊乱，以防止急性并发症的发生，减少或延缓慢性并发症的发生率与风险，提高DM患者的生活质量。

综合性治疗：饮食控制、运动、血糖监测、DM自我管理教育和药物治疗等措施。针对病情采用降糖、降压、调脂、改变不良生活习惯。

4.4.2　饮食治疗

饮食治疗应尽可能做到个体化，达到平衡膳食。热量分配：碳水化合物占55%～65%、脂肪占25%～30%、蛋白质占15%，主副合理，粗细搭配，营养均衡；限制饮酒，特别是肥胖、高血压和

（或）高甘油三酯血症的病人；每天食盐限量在6g以内，尤其是高血压病人；妊娠的DM患者应注意叶酸的补充以防止新生儿缺陷；钙的摄入量应保证每天1000～1500mg，以减少发生骨质疏松的危险性。

4.4.3 运动治疗

运动治疗的原则是适量、经常性和个体化。保持健康为目的的体力活动包括每天至少30分钟中等强度的活动，如慢跑、快走、骑自行车、游泳等，运动时注意安全性。

4.4.4 DM的治疗

4.4.4.1 口服降糖药

4.4.4.1.1 促胰岛素分泌剂

包括磺脲类药物和格列奈类药物。刺激胰岛β细胞分泌胰岛素，增加体内胰岛素的水平。

4.4.4.1.2 双胍类药物

主要抑制肝脏葡萄糖的产生，还可能有延缓肠道吸收葡萄糖和增强胰岛素敏感性的作用。

4.4.4.1.3 α－糖苷酶抑制剂

延缓肠道对淀粉和果糖的吸收，降低餐后血糖。

4.4.4.1.4 格列酮类药物

胰岛素增敏剂，可通过减少胰岛素抵抗而增强胰岛素的作用。

选择降糖药物应注意的事项：肥胖、副作用、过敏反应、年龄及其他的健康状况如肾病、肝病可影响药物选择；联合用药宜采用不同作用机制的降糖药物；口服降糖药物联合治疗后仍不能有效地控制高血糖，应采用胰岛素治疗。严重高血糖的患者应首先采用胰岛素降低血糖，减少发生DM急性并发症的危险性。待血糖得到控制后，可根据病情重新制订治疗方案。

4.4.4.2 胰岛素治疗

T1DM要及时应用胰岛素治疗，T2DM可用胰岛素补充治疗，根据病情与经济条件适当选用动物或人胰岛素。

附 录 A

（资料性附录）

口服葡萄糖耐量试验（OGTT）标准方法

1. 晨7～9时开始，受试者空腹（8～14小时）取血后，口服溶于200～300ml水内的无水葡萄糖粉75g，如用1分子无水葡萄糖则为82.5g。儿童则予每公斤体重1.75g，总量不超过75g。糖水在5分钟之内服完。
2. 从服糖第一口开始计时，于服糖后30分钟、1小时、2小时、3小时取血。
3. 试验过程中，受试者不喝茶及咖啡，不吸烟，不做剧烈运动但也无需绝对卧床。
4. 取血后应尽早将标本送检。
5. 试验前3天内，每日碳水化合物摄入量不少于150g。
6. 试验前停用可能影响OGTT的药物，如避孕药、利尿剂、苯妥英钠等3～7天。

附表1　　糖尿病的控制目标（亚洲－太平洋地区2型糖尿病政策组）

		理想	良好	差
血糖（mmol/L）	空腹	4.4～6.1	≤7.0	>7.0
	非空腹	4.4～8.0	≤10.0	>10.0
HbA_1C（%）		<6.5	6.5～7.5	>7.5
血压（mmHg）		<130/80	>130/80～<140/90	≥140/90
BMI（kg/m^2）	男性	<25	<27	≥27
	女性	<24	<26	≥26
TC（mmol/L）		<4.5	≥4.5	≥6.0
HDL－C（mmol/L）		>1.1	1.1～0.9	<0.9
TG（mmol/L）		<1.5	1.5～2.2	>2.2
LDL－C（mmol/L）*		<2.6	2.6～3.3	>3.3

* 根据2003年美国糖尿病学会临床指南

附表2　　常用口服降糖药

化学名	英文名	每片剂量（mg）	剂量范围（mg/d）	作用时间（h）	半衰期（h）	用药注意事项
格列苯脲	glibenclamide	2.5	2.5～15	16～24	10～16	可发生低血糖
格列吡嗪	glipizide	5	2.5～30	8～12	2～4	可发生低血糖
格列奇特	gliclazide	80	80～320	10～20	6～12	可发生低血糖
格列喹酮	gliquidone	30	30～180	8	1.5	可发生低血糖
格列美脲	glimepiride	1或2	1～8	24	5	可发生低血糖
苯乙双胍	phenformin	25	25～75	6～10	2～4	胃肠道反应，乳酸性酸中毒
二甲双胍	metformin	250或500	500～2000	5～6	1.5～1.8	胃肠道反应
阿卡波糖	acarbose	50	100～300			腹胀

续表

化学名	英文名	每片剂量（mg）	剂量范围（mg/d）	作用时间（h）	半衰期（h）	用药注意事项
伏格列波糖	voglibose	0.2	0.2～0.9			腹胀
瑞格列奈	repaglinide	0.5	1～16	4～6	1	
那格列奈	nateglinide	120	120～360	1.3		
罗格列酮	rosiglitazone	4	4～8		3～4	水肿，定期测转氨酶
吡格列酮	pioglitazone	15	15～30			水肿，定期测转氨酶

附表3　　常用胰岛素制剂及其作用特点

胰岛素制剂	起效时间（h）	峰值时间（h）	有效作用时间（h）	药效持续时间（h）
超短效胰岛素（IA）类似物	0.25～0.5	0.5～1.5	3～4	4～6
短效胰岛素（RI）	0.5～1	2～3	3～6	6～8
中效胰岛素（NPH）	2～4	6～10	10～16	14～18
长效胰岛素（PZI）	4～6	10～16	18～20	20～24
甘精胰岛素（Glargine）	1～2	无	24	24
预混胰岛素				
70/30（70% NPH30% RI）	0.5～1	双峰	10～16	14～18
50/50（50% NPH50% RI）	0.5～1	双峰	10～16	14～18

糖尿病肾病

1 概述

糖尿病肾病（DN）是糖尿病微血管并发症之一，又称糖尿病性肾小球硬化症，为糖尿病特有的肾脏并发症。西医认为本病的发生与慢性高血糖所致的糖代谢异常、肾脏血流动力学改变、脂代谢紊乱、血管活性因子、生长因子和细胞因子、氧化应激、遗传等因素有关，其基本病理改变为肾小球系膜基质增生、肾小球毛细血管基底膜（GBM）增厚与肾小球硬化。DN 的患病率为 20% ~40%，目前，DN 已成为导致终末期肾病（ESRD）的首要致病因素。DN 早期，通过严格控制血糖、血压，可有效阻止病情的进展。一旦发生临床期 DN，则肾功能呈持续性减退，直至发展为终末期肾功能衰竭。

本病属中医“水肿”、“虚劳”、“关格”等范畴。

2 病因病机

2.1 发病因素

DN 为素体肾虚，糖尿病迁延日久，耗气伤阴，五脏受损，兼夹痰、热、郁、瘀等致病。发病之初气阴两虚，渐至肝肾阴虚；病情迁延，阴损及阳，伤及脾肾；病变晚期，肾阳衰败，浊毒内停；或见气血亏损，五脏俱虚。

2.2 病机及演变规律

DN 初期临床症状多不明显，可见倦怠乏力、腰膝酸软，随着病情进展，可见尿浊、夜尿频多，进而下肢、颜面甚至全身水肿，最终少尿或无尿、恶心呕吐、心悸气短、胸闷喘憋不能平卧。其病机演变和症状特征分为三个阶段。

2.2.1 发病初期

气阴两虚，渐至肝肾阴虚，肾络瘀阻，精微渗漏。肾主水，司开阖，糖尿病日久，肾阴亏损，阴损耗气，而致肾气虚损，固摄无权，开阖失司，开多阖少则尿频尿多，开少合多则少尿浮肿；或肝肾阴虚，精血不能上承于目而致两目干涩、视物模糊。

2.2.2 病变进展期

脾肾阳虚，水湿潴留，泛溢肌肤，则面足水肿，甚则胸水、腹水；阳虚不能温煦四末，则畏寒肢冷。

2.2.3 病变晚期

肾体劳衰，肾用失司，浊毒内停，五脏受损，气血阴阳衰败。肾阳衰败，水湿泛滥，浊毒内停，重则上下格拒，变证蜂起。浊毒上泛，胃失和降，则恶心呕吐、食欲不振；水饮凌心射肺，则心悸气短、胸闷喘憋不能平卧；溺毒入脑，则神志恍惚、意识不清，甚则昏迷不醒；肾元衰竭，浊邪壅塞三焦，肾关不开，则少尿或无尿，并见呕恶，以致关格。

2.3 病位、病性

本病病位在肾，可涉及五脏六腑；病性为本虚标实，本虚为肝脾肾虚，五脏气血阴阳俱虚，标实为气滞、血瘀、痰浊、浊毒、湿热等。

3 诊断

3.1 临床表现

3.1.1 症状

本病早期除糖尿病症状外，一般缺乏肾脏损害的典型症状；临床期肾病患者可出现水肿、腰酸腿软、倦怠乏力、头晕耳鸣等症状；肾病综合征的患者可伴有高度水肿；肾功能不全氮质血症的患者，可见纳差，甚则恶心呕吐、手足搐搦；合并心衰可出现胸闷、憋气，甚则喘憋不能平卧。

3.1.2 体征

早期无明显体征，之后可逐渐出现血压升高，或面色㿠白、爪甲色淡、四肢浮肿、胸水、腹水等。

3.2 理化检查

3.2.1 尿液检查

3.2.1.1 尿微量白蛋白

早期肾病患者表现为尿白蛋白排泄率（UAER）增加，20～200μg/min。

3.2.1.2 24小时尿蛋白定量

早期DN尿蛋白定量<0.5g/d；临床DN，尿蛋白定量>0.5g/d。

3.2.1.3 尿常规

DN早期无明显尿蛋白异常，其后可有间歇性蛋白尿发生，临床期可有明显持续性蛋白尿。

3.2.2 外周血检查

DN肾功能不全可出现血红蛋白降低。

3.2.3 血生化检查

临床DN及DN晚期可见肾功能不全，出现血肌酐、尿素氮升高。

3.3 诊断、分期标准

3.3.1 诊断标准

DN的确诊应根据糖尿病病史、临床表现、理化及病理检查，以及肾功能等综合作出判断。

3.3.1.1 早期DN

糖尿病病史（常在6～10年以上），出现持续性微量白蛋白尿（UAER达20～200μg/min或30～300mg/d），即应拟诊早期DN。

3.3.1.2 临床DN

糖尿病病史更长，尿蛋白阳性，甚至出现大量蛋白尿及肾病综合征，即应考虑临床DN。

3.3.1.3 诊断DN需除外其他肾脏疾病，必要时作肾脏病理穿刺。组织病理检查如肾小球无明显细胞增生，仅系膜基质弥漫性增宽及GBM广泛增厚（早期需电镜病理证实），尤其出现Kimmelstiel－Wilson结节时，即可确诊。

3.3.2 分期标准（见附录A）

3.4 鉴别诊断

DN具有糖尿病和肾病两种表现，结合实验室及病理检查，常可诊断明确。确诊DN之前应除外其他肾脏疾病，必要时做肾穿刺病理检查。

3.4.1 系膜增生性肾炎和膜性肾病

与糖尿病并存者约占20%，当出现以下情况时，应进一步做肾脏组织活检加以鉴别：T1DM病人在早期（6年以内）出现蛋白尿；持续蛋白尿但无视网膜病变；肾功能急剧恶化；镜下血尿伴红细胞管型。

3.4.2 功能性蛋白尿

剧烈运动、发热、原发性高血压、心功能不全等均可引起尿蛋白增加，可通过详细询问病史、临床表现以及实验室等相关检查以协助诊断。

4 治疗

4.1 基础治疗

DN患者应予优质低蛋白、富含维生素饮食，植物蛋白如豆类食品应限制摄入。水肿和高血压患者应限制钠盐的摄入。针对患者病情给予中医药膳，以平衡阴阳，调理脏腑，扶正祛邪。如肾阳虚者宜常食韭菜、狗肉、羊骨、虾、肉桂等食物；肾阴虚者宜食枸杞子、桑椹子、龟肉、木耳、银耳等食物；脾虚者宜食扁豆、薏苡仁、山药、莲子等；膀胱湿热者宜食马齿苋、鱼腥草、绿豆、赤小豆等。此外，亦可针对患者病情选用食疗方剂，如脾肾两虚可选用黄芪山药粥（黄芪、山药）；水肿可选用薏苡仁粥（薏苡仁、粳米）或黄芪冬瓜汤（黄芪、冬瓜）。

病变早期可采用太极拳、五禽戏、八段锦、鹤翔桩、强壮功等传统锻炼功法，适量活动，不宜剧烈运动；DN 肾功能衰竭者应以卧床休息为主，活动量不宜过大，不可过劳，可选用气功之内养功等静功法。以平衡人体阴阳，调和气血，通畅经络为目的，对病体康复有一定辅助作用。

4.2 辨证论治

本病基本特点为本虚标实、本虚为气（脾气虚、肾气虚）阴（肝肾阴虚）两虚，标实为痰热郁瘀，所及脏腑以肾、肝、脾为主，病程较长，兼证变证蜂起。

4.2.1 主证

4.2.1.1 气阴两虚证

症状：尿浊，神疲乏力，气短懒言，咽干口燥，头晕多梦，或尿频尿多，手足心热，心悸不宁，舌体瘦薄，质红或淡红，苔少而干，脉沉细无力。

治法：益气养阴。

方药：参芪地黄汤（《沈氏尊生书》）加减。

党参　黄芪　茯苓　地黄　山药　山茱萸　丹皮　泽泻

4.2.1.2 肝肾阴虚证

症状：尿浊，眩晕耳鸣，五心烦热，腰膝酸痛，两目干涩，小便短少，舌红少苔，脉细数。

治法：滋补肝肾。

方药：杞菊地黄丸（《医级》）加减。

枸杞子　菊花　熟地黄　山茱萸　山药　茯苓　泽泻　丹皮

4.2.1.3 气血两虚证

症状：尿浊，神疲乏力，气短懒言，面色淡白或萎黄，头晕目眩，唇甲色淡，心悸失眠，腰膝酸痛，舌淡脉弱。

治法：补气养血。

方药：当归补血汤（《兰室秘藏》）合济生肾气丸（《济生方》）加减。

黄芪　当归　炮附片　肉桂　熟地黄　山药　山茱萸　茯苓　丹皮　泽泻

4.2.1.4 脾肾阳虚证

症状：尿浊，神疲畏寒，腰膝酸冷，肢体浮肿，下肢尤甚，面色㿠白，小便清长或短少，夜尿增多，或五更泄泻，舌淡体胖有齿痕，脉沉迟无力。

治法：温肾健脾。

方药：附子理中丸（《太平惠民和剂局方》）合真武汤（《伤寒论》）加减。

附子　干姜　党参　白术　茯苓　白芍　甘草

在主要证型中，出现阳事不举加巴戟天、淫羊藿；大便干结加火麻仁、肉苁蓉；五更泻加肉豆蔻、补骨脂。

4.2.2 兼证

4.2.2.1 水不涵木，肝阳上亢证

症状：兼见头晕头痛，口苦目眩，脉弦有力。

治法：镇肝熄风。

方药：镇肝熄风汤（《医学衷中参西录》）。

4.2.2.2 血瘀证

症状：舌色暗，舌下静脉迂曲，瘀点瘀斑，脉沉弦涩。

治法：活血化瘀。

方药：除主方外，宜加桃仁、红花、当归、川芎、丹参等。

4.2.2.3　膀胱湿热证

症状：兼见尿频、急迫、灼热、涩痛，舌苔黄腻，脉滑数。

治法：清热利湿。

方药：八正散加减（《太平惠民和剂局方》）；反复发作，迁延难愈，无比山药丸加减（《太平惠民和剂局方》）；血尿合用小蓟饮子（《济生方》）。

4.2.3　变证

4.2.3.1　浊毒犯胃证

症状：恶心呕吐频发，头晕目眩，周身水肿，或小便不行，舌质淡暗，苔白腻，脉沉弦或沉滑。

治法：降逆化浊。

方药：旋覆代赭汤（《伤寒论》）加减。

旋覆花　代赭石　甘草　党参　半夏　生姜　大枣

加减：呕恶甚加吴茱萸、黄连。

4.2.3.2　溺毒入脑证

症状：神志恍惚，目光呆滞，甚则昏迷，或突发抽搐，鼻衄齿衄，舌质淡紫有齿痕，苔白厚腻腐，脉沉弦滑数。

治法：开窍醒神，镇惊熄风。

方药：菖蒲郁金汤（《温病全书》）送服安宫牛黄丸（《温病条辨》）加减。

石菖蒲　郁金　炒栀子　连翘　鲜竹叶　竹沥　灯心草　菊花　丹皮

加减：四肢抽搐加全蝎、蜈蚣；浊毒伤血致鼻衄、齿衄、肌衄等，加生地黄、犀角粉（水牛角粉代）。

4.2.3.3　水气凌心证

症状：气喘不能平卧，畏寒肢凉，大汗淋漓，心悸怔忡，肢体浮肿，下肢尤甚，咳吐稀白痰，舌淡胖，苔白滑，脉疾数无力或细小短促无根或结代。

治法：温阳利水，泻肺平喘。

方药：葶苈大枣泻肺汤（《金匮要略》）合苓桂术甘汤（《金匮要略》）加减。

葶苈子　大枣　茯苓　桂枝　白术　甘草　附子　干姜

加减：浮肿甚者可加用五皮饮（《华氏中藏经》）；四肢厥冷，大汗淋漓重用淡附片，加人参。

4.3　其他疗法

4.3.1　中成药

生脉饮，用于气阴两亏，心悸气短，脉微自汗等。

附子理中丸，用于脾胃虚寒，脘腹冷痛，呕吐泄泻等。

济生肾气丸，用于肾阳不足，水湿内停所致的肾虚水肿，腰膝酸重等。

4.3.2　中药保留灌肠

DN 后期脾肾衰败，浊毒潴留，上犯脾胃，出现严重胃肠道症状，可用中药灌肠治疗。例如以生大黄、淡附片、丹参、蒲公英、煅牡蛎等，水煎浓缩至 100 ~ 200ml，高位保留灌肠，每日 1 ~ 2 次，适用于关格实证。

4.3.3　针灸

DN 患者行针刺治疗应严格消毒，宜慎针禁灸。

4.3.3.1　气阴两虚证：肾俞、脾俞、足三里、三阴交、志室、太溪、复溜、曲骨，针刺用补法，行间用泻法。

4. 3. 3. 2　肝肾阴虚证：肝俞、肾俞、期门、委中，针刺用补法。

4. 3. 3. 3　阴阳两虚证：脾俞、肾俞、命门、三阴交、气海、关元，针刺用补法。

4. 3. 3. 4　脾肾阳虚证：脾俞、肾俞、命门、三阴交、足三里、太溪、中极、关元，针刺用补法。

4. 4　西医治疗原则

4. 4. 1　控制血糖

必须严格控制患者血糖水平，以有效防治 DN 的发生和进展。

4. 4. 2　控制血压

采用药物疗法及非药物疗法，血压应控制在 130/80mmHg 以下。

4. 4. 3　限制蛋白摄入

宜给予优质低蛋白饮食。适当限制蛋白摄入［0. 8g/（kg · d）］可使早期增高的肾小球滤过率（GFR）下降；临床期 DN 患者，GFR 开始下降，需要更严格控制［0. 6g/（kg · d）］，以延缓和控制疾病的进展。

4. 4. 4　终末期肾功能衰竭时的肾脏替代治疗

血液透析、腹透、肾或胰－肾联合移植。

附 录 A
（资料性附录）

DN 分期标准

Mogensen 根据 DN 患者肾功能、病理改变及临床表现，将 DN 肾脏损害分为 5 期。

Ⅰ期：肾小球高滤过期。此期主要表现为 GFR 增高。如果及时纠正高血糖，GFR 变化仍可逆转。此期病理检查除可见肾小球肥大外，无其他器质性病变。

Ⅱ期：无临床表现的肾损害期。此期可出现间断微量白蛋白尿，患者休息时 UAER 正常（<20μg/min 或 <30mg/d），应激时（如运动）增多，超过正常值。此期内 GFR 仍可较高或降至正常，血压多正常。此期病理检查可发现（常需电镜检查确定）肾小球早期病变，即系膜基质轻度增宽及 GBM 轻度增厚。

Ⅲ期：早期 DN 期。以出现持续性微量白蛋白尿（UAER 持续在 20～200μg/min 或 30～300mg/d）为此期标志，但尿常规检查蛋白仍阴性。此期患者 GFR 大致正常，血压常开始升高。病理检查可见肾小球系膜基质增宽及 GBM 增厚更明显，小动脉壁出现玻璃样变。一般认为由此期起肾脏病变已不可逆。

Ⅳ期：临床 DN 期。尿常规检查见蛋白尿阳性，即标志进入该期。此期病情进展迅速，三四年内出现大量蛋白尿（>3.5g/d）及肾病综合征。严重肾病综合征者常呈现大量腹水和胸腔积液，利尿治疗效果差。此期 GFR 已减低，血压明显升高。病理检查可见肾小球病变更重，部分肾小球已硬化，且伴随出现灶性肾小管萎缩及肾间质纤维化。

Ⅴ期：肾衰竭期。从出现大量蛋白尿开始，患者肾功能加速恶化直至发生肾衰竭。病理检查可见晚期肾脏病变，即多数肾小球硬化、荒废，多灶性肾小管萎缩及肾间质广泛纤维化。

糖尿病视网膜病变

1 概述

糖尿病视网膜病变（DR）是糖尿病微血管并发症之一，病程较长的糖尿病患者几乎都会出现不同程度的视网膜血管病变，其最早出现的眼底改变包括微血管瘤和出血。血管的改变可以发展为毛细血管无灌注，导致出血数量增加、棉絮斑和视网膜内微血管异常（IRMA）等临床特征。持续的无灌注最终可以导致视网膜血管的闭塞和病理性增殖，表现为视乳头或视网膜其他部位的新生血管。在DR的病程中，血管通透性的增加导致了视网膜增厚（水肿）。视力下降通常由于黄斑水肿、黄斑毛细血管无灌注、玻璃体积血或牵拉性视网膜脱离引起。DR的发生发展与糖尿病的类型、病程、发病年龄及血糖控制情况等密切相关，高血压、高血脂、肾病、肥胖、吸烟等可加重DR。我国糖尿病发病率近年来逐渐增高，DR致盲者也呈上升趋势。糖尿病人群中30%～50%合并DR，其中1/4有明显视力障碍，生存质量与健康水平严重下降，其致盲率为8%～12%。

DR分属于“视瞻昏渺”、“云雾移睛”、“暴盲”及“血灌瞳神”等内障眼病范畴。

2 病因病机

2.1 发病因素

素体禀赋不足，阴虚体质；或饮食不节，脾胃受损；或劳伤过度，耗伤肝脾肾，阴虚燥热，日久则气阴两虚或阴阳两虚，夹瘀而致病。

2.2 病机及演变规律

DR为糖尿病日久，肝肾亏虚，目失濡养；阴虚致虚火上扰，灼伤目络；日久耗气伤阴，气阴两虚，瘀阻于目；阴损及阳，致阴阳两虚，寒凝血瘀，目络阻滞，痰瘀互结，最终均伤及于目。

2.3 病位、病性

本病病位在目，涉及五脏，以脾、肝、肾为主，涉及心、肺；病性为本虚标实，虚实夹杂，寒热并见。本虚为气阴两虚、阴阳俱虚，标实为瘀血阻络。

3 诊断

3.1 临床表现

3.1.1 症状

早期眼部多无自觉症状，病久可有不同程度视力减退，眼前黑影飞舞，或视物变形，甚至失明。

3.1.2 体征

DR的眼底表现包括微动脉瘤、出血、硬性渗出、棉絮斑、静脉串珠状、IRMA、黄斑水肿、新生血管、视网膜前出血及玻璃体积血等。

3.1.3 并发症

DR的并发症有玻璃体积血、牵拉性视网膜脱离、虹膜新生血管及新生血管性青光眼等。

3.1.3.1 牵拉性视网膜脱离

视网膜增殖膜及新生血管膜收缩，是引发牵拉性视网膜脱离的主要原因。

3.1.3.2 虹膜新生血管及新生血管性青光眼

DR广泛的视网膜缺血，诱生血管生长因子，刺激虹膜及房角产生新生血管。虹膜新生血管表现为虹膜表面出现的细小弯曲、不规则血管，多见于瞳孔缘，可向周边发展；房角新生血管阻塞或牵拉小梁网，或出血，影响房水引流，导致眼压升高，形成新生血管性青光眼。

3.2 眼科检查

3.2.1 视力

裸眼视力（远近视力）和矫正视力。

3.2.2 眼压

3.2.3 裂隙灯显微镜检查

3.2.4 眼底检查

散瞳后进行眼底检查。

3.2.5 辅助检查

3.2.5.1 彩色眼底照相

彩色眼底照相发现DR的重复性比临床检查要好，对于记录DR的明显进展和治疗的反应方面是有其价值的。但发现黄斑水肿的视网膜增厚及细微的新生血管方面，临床检查更具有优越性。

3.2.5.2 眼底荧光血管造影（FFA）

检眼镜下未见DR眼底表现的患者，FFA检查可出现异常荧光，如微血管瘤样强荧光、毛细血管扩张或渗漏、视网膜无血管灌注区、新生血管及黄斑囊样水肿等。因此，FFA可提高DR的诊断率，有助于评估疾病的严重程度，并指导治疗，评价临床疗效。

3.2.5.3 相干光断层扫描（OCT）

获得玻璃体视网膜交界面、视网膜和视网膜间隙的高分辨图像。客观测量视网膜增厚，监测黄斑水肿。

3.2.5.4 超声检查

对于屈光间质浑浊，如DR引起的白内障、玻璃体积血，超声检查很有价值。屈光间质浑浊的阻挡，可导致间接检眼镜检查无法除外视网膜脱离，应当进行超声检查。

3.3 诊断标准

3.3.1 诊断要点

3.3.1.1 糖尿病病史

糖尿病病程、既往血糖控制水平、用药史等。

3.3.1.2 眼底检查

可见微动脉瘤、出血、硬性渗出、棉絮斑、静脉串珠状、黄斑水肿、新生血管、视网膜前出血及玻璃体积血等。

3.3.1.3 眼底荧光血管造影

可帮助确诊。

3.3.2 分级标准（见附录A）

3.4 鉴别诊断

本病应与高血压性视网膜病变、视网膜静脉阻塞相鉴别。

3.4.1 急进性高血压性视网膜病变

有高血压病史，当血压急剧升高，眼底可见视网膜动脉明显变细，视网膜水肿、出血、棉絮斑，黄白色硬性渗出，在黄斑区呈环形排列。动、静脉交叉压迫现象明显，还可见视乳头水肿。

3.4.2 视网膜静脉阻塞

有或无高血压病史，多为单眼发病，眼底出血为浅层、火焰状，沿视网膜静脉分布，后极部多，周边逐渐减少。静脉高度扩张迂曲，呈腊肠状。

4 治疗

4.1 基础治疗

视网膜有新生血管者，或出血较多，以及有活动性玻璃体积血者，可适当运动，不可过用目力，减少眼球转动。

4.2 辨证论治

本病以眼底出血、渗出、水肿、增殖为主要临床表现。其主要病机为气血阴阳失调，以气阴两虚、肝肾不足、阴阳两虚为本，脉络瘀阻、痰浊凝滞为标。以益气养阴，滋养肝肾，阴阳双补治其本；通络明目，活血化瘀，化痰散结治其标。临证要全身辨证与眼局部辨证相结合。首当辨全身虚实、寒热，根据眼底出血时间，酌加化瘀通络之品。早期出血以凉血化瘀为主，出血停止两周后以活血化瘀为主，后期加用化痰软坚散结之剂。微血管瘤、水肿、渗出等随证加减。

4.2.1 气阴两虚，络脉瘀阻证

症状：视物模糊，目睛干涩，或视物变形，或眼前黑花飘舞，视网膜病变多为1~4级，神疲乏力，气短懒言，口干咽燥，自汗，便干或稀溏，舌胖嫩、紫暗或有瘀斑，脉沉细无力。

治法：益气养阴，活血通络。

方药：生脉散（《内外伤辨惑论》）合杞菊地黄丸（《医级》）加减。

党参　麦冬　五味子　枸杞子　菊花　熟地黄　山茱萸　山药　茯苓　泽泻　丹皮

加减：眼底以微血管瘤为主加丹参、郁金、丹皮；出血明显加生蒲黄、旱莲草、三七；伴有黄斑水肿酌加薏苡仁、车前子。

4.2.2 肝肾亏虚，目络失养证

症状：视物模糊，目睛干涩，视网膜病变多为1~3级；头晕耳鸣，腰膝酸软，肢体麻木，大便干结，舌暗红少苔，脉细涩。

治法：滋补肝肾，润燥通络。

方药：六味地黄丸（《小儿药证直诀》）加减。

熟地黄　山茱萸　山药　泽泻　丹皮　茯苓

加减：出血久不吸收出现增殖加浙贝母、海藻、昆布。

4.2.3 阴阳两虚，血瘀痰凝证

症状：视力模糊，目睛干涩或严重障碍，视网膜病变多为4~5级；神疲乏力，五心烦热，失眠健忘，腰酸肢冷，手足凉麻，阳痿早泄，下肢浮肿，大便溏结交替；舌淡胖少津或有瘀点，或唇舌紫暗，脉沉细无力。

治法：滋阴补阳，化痰祛瘀。

方药：偏阴虚者选左归丸（《景岳全书》），偏阳虚者选右归丸（《景岳全书》）加减。

左归丸：熟地黄　鹿角胶　龟板胶　山药　枸杞子　山茱萸　川牛膝　菟丝子

右归丸：附子　肉桂　鹿角胶　熟地黄　山茱萸　枸杞子　山药　菟丝子　杜仲　当归　淫羊藿

加减：出血久不吸收加三七、生蒲黄、花蕊石。

4.3 其他疗法

4.3.1 中成药

明目地黄丸，用于肝肾阴虚，目涩畏光，视物模糊等。

石斛夜光丸，用于肝肾两亏，阴虚火旺，内障目暗，视物昏花等。

4.3.2 针灸

对于DR 1~3级，出血较少者，可慎用针刺疗法，取太阳、阳白、攒竹、足三里、三阴交、光明、肝俞、肾俞等穴，可分两组轮流取用，每次取眼区穴1~2个，四肢及背部3~5个，平补平泻。

4.3.3 电离子导入

采用电离子导入的方式，使中药制剂直接到达眼部的病灶组织，从而促进视网膜出血、渗出和水肿的吸收。该法具有方法简便、创伤小、作用直接等特点。

4.4 西医治疗原则

4.4.1 有效控制血糖，同时控制血压、血脂。

4.4.2 光凝治疗

主要适用于国际分级标准第4级，过早激光治疗弊大于利。根据治疗目的不同，DR各期的光凝方法也不同。黄斑水肿可采用氪激光或氩激光作局部格栅样光凝；增殖前期，出现视网膜出血和棉絮状斑增多、广泛微血管异常、毛细血管无灌注区增加，提示有产生新生血管进入增殖期的危险时，应做全视网膜光凝，防止发生新生血管；如果视网膜和（或）视乳头已有新生血管则应立即做全视网膜光凝以防止新生血管出血和视力进一步下降。

4.4.3 玻璃体切割术

用于大量玻璃体积血久不吸收和（或）有机化条带牵拉致视网膜脱离者。手术的目的是清除浑浊的玻璃体，缓解玻璃体对视网膜牵拉，封闭裂孔，使脱离视网膜复位。

附录 A
（资料性附录）

DR 分级标准
（2002年国际眼科会议和美国眼科学会联合会议）

附表1　**糖尿病性视网膜病变严重程度分级标准**

病变严重程度	散瞳眼底检查所见
无明显 DR	无异常
轻度 NPDR	仅有微动脉瘤
中度 NPDR	不仅有微动脉瘤，但其程度轻于重度非增生性糖尿病性视网膜病变
重度 NPDR	具有下列各项中的任何一项： （1）四个象限中任何一个象限有20个以上的视网膜内出血点 （2）两个以上象限中有明确的静脉串珠样改变 （3）一个以上象限中出现明确的 IRMA
PDR	具有下列各项中一项或多项： （1）新生血管形成 （2）玻璃体或视网膜前出血

NPDR：非增生性糖尿病性视网膜病变；PDR：增生性糖尿病性视网膜病变；IRMA：视网膜内微血管异常

附表2　**国际临床糖尿病黄斑水肿严重程度分级标准**

病变严重程度	散瞳眼底检查所见
存在糖尿病黄斑水肿	
轻度黄斑水肿	眼底后极部可见一定程度视网膜增厚或硬性渗出，但距离中心凹较远
中度黄斑水肿	眼底后极部可见一定程度视网膜增厚或硬性渗出，但尚未累及中央部
重度黄斑水肿	视网膜增厚或硬性渗出累及黄斑中央部

糖尿病周围神经病变

1 概述

糖尿病周围神经病变（DPN），是糖尿病所致神经病变中最常见的一种，发病率为30% ~90%。其主要临床特征为四肢远端感觉、运动障碍，表现为肢体麻木、挛急疼痛、肌肉无力和萎缩、腱反射减弱或消失等。按临床表现分为双则对称性多发神经病变及单侧非对称性多发神经病变。早期呈相对可逆性，后期发展为顽固性难治性神经损伤。发病机制目前尚未完全清楚，普遍认为其发生与血管病变、代谢紊乱、神经生长因子减少、遗传因素、自身免疫功能及血液流变学改变等多种因素相互作用有关。本病患者性别差异不明显，男女几乎相当，患病年龄7~80岁不等，随年龄的增长患病率上升，高峰见于50~60岁。患病率与病程关系不明显，T2DM患者中约有20%的神经病变先于糖尿病症状的出现，患病率与糖尿病病情严重程度无明显关系，但糖尿病高血糖状态控制不良者患病率明显增高。

本病属中医“麻木”、“血痹”、“痛证”、“痿证”等范畴。

2 病因病机

2.1 发病因素

本病是因糖尿病日久，耗伤气阴，阴阳气血亏虚，血行瘀滞，脉络痹阻所致，属本虚标实证。病位在脉络，内及肝、肾、脾等脏腑，以气血亏虚为本，瘀血阻络为标。

DPN的病机有虚有实。虚有本与变之不同。虚之本在于阴津不足，虚之变在于气虚、阳损。虚之本与变，既可单独起作用，也可相互转化，互为因果；既可先本后变，也可同时存在。实为痰与瘀，既可单独致病，也可互结并见。临床上，患者既可纯虚为病，所谓“气不至则麻”、“血不荣则木”、“气血失充则痿”；又可虚实夹杂，但一般不存在纯实无虚之证。虚实夹杂者，在虚实之间，又多存在因果标本关系。常以虚为本，而阴虚为本中之本，气虚、阳损为本中之变，以实为标，痰浊瘀血阻滞经络。

2.2 病机及演变规律

DPN病机是动态演变的过程，随着糖尿病的发展按照气虚夹瘀或阴虚夹瘀→气阴两虚夹瘀→阴阳两虚夹瘀的规律而演变。阴亏是发生DPN的关键；气虚是迁延不愈的症结；阳虚是发展的必然趋势；血瘀是造成本病的主要原因。本病大致可以分为四个阶段。

2.2.1 麻木为主期

多由于肺燥津伤，或胃热伤阴耗气，气阴两虚，血行瘀滞；或气虚血瘀，或阴虚血瘀；或气阴两虚致瘀，脉络瘀滞，肢体失荣。临床可见手足麻木时作、或如蚁行、步如踩棉、感觉减退等。

2.2.2 疼痛为主期

气虚血瘀、阴虚血瘀，迁延不愈；或由气损阳，或阴损及阳，阳虚失煦，阴寒凝滞，血瘀为甚；或复因气不布津，阳不化气，痰浊内生，痰瘀互结，痹阻脉络，不通则痛。临床上常呈刺痛、钻凿痛或痛剧如截肢，夜间加重，甚则彻夜不眠等。

2.2.3 肌肉萎缩为主期

多由于上述两期迁延所致。由于久病气血亏虚，阴阳俱损；或因麻木而肢体活动长期受限，血行缓慢，脉络瘀滞，肢体、肌肉、筋脉失于充养，则肌肉日渐萎缩、肢体软弱无力。常伴有不同程度的麻木、疼痛等表现。

2.2.4 与DF并存期

由于DPN常与糖尿病微血管病变、大血管病变互为因果，因此，DPN后期往往与DF同时存在。一旦病至此期，则病情更为复杂，治疗当与DF的治疗互参互用，择优而治。

2.3 病位、病性

DPN病位主要在肢体络脉，以气虚、阴虚或气阴两虚为本；或由此导致肢体络脉失荣而表现为以虚为主的证候；或由此导致的脏腑代谢紊乱产生的瘀血、痰浊等病理产物相互交阻，留滞于络脉，表现为本虚标实之候。但无论是以虚为主或本虚标实，血瘀均贯穿DPN的始终。

3 诊断

3.1 临床表现

3.1.1 症状

肢体常见对称性疼痛或（和）感觉异常。呈刺痛、灼痛、钻凿痛，位于深处，似在骨髓深部，或剧痛如截肢，或痛觉过敏，不得覆被，每于夜间就寝后数小时疼痛加重，白天或行走后减轻；感觉异常，有麻木、蚁走、虫爬、发热、触电样感觉等，往往从远端脚趾上行可达膝以上，分布如袜套或手套样，感觉常减退。当运动神经累及时，肌力常有不同程度的减退，晚期有营养不良性肌萎缩，也可伴发神经关节病或夏科关节病及腱反射障碍。

3.1.2 体征

四肢远端手套、袜套样痛觉、温度觉减退，跟腱反射、膝反射常减弱或消失；上肢肌腱反射消失多见；震动觉、位置觉消失或减低，尤以深感觉减退较明显。另有皮肤菲薄、干燥、脱屑，指趾甲增厚失去光泽等。

3.2 理化检查

实验室检查包括物理学检查、感觉定量试验（QST）和神经传导速度（NCS）。

3.2.1 腱反射及震动觉的检查

DPN的患者早期出现腱反射，尤其是下肢远端反射（踝反射）的消失。国外提倡将这两项检查作为检测指标，但正常老年人也可以出现对称性下肢远端震动觉的消失，缺乏特异性。

3.2.2 S-M单丝触觉试验

用S-M单丝轻触其皮肤并使其弯曲，则皮肤表面所承受的压力为10g。检查时在患者双足背皮肤无甲处各触碰4次，记录未能感知的次数，≥5次者很可能患有DPN。

3.2.3 神经传导速度

感觉神经传导速度减慢最为敏感，下肢重于上肢，远端重于近端。运动神经传导速度减慢出现较晚，诊断意义较大。

3.2.4 其他

体感诱发电位的改变可以反应轴突、Schwann细胞受损情况，以及中枢传导径路上的损害，是检测周围神经病变的一项敏感指标。

3.3 诊断标准

DPN的确诊需结合病史、体检和电生理学检查资料，除病史和临床表现外，物理学检查、QST和NCS中至少两项异常，才能确诊。主要诊断依据包括：①有糖尿病病史或诊断糖尿病的证据；②出现感觉、运动神经病变的临床表现；③神经电生理检查的异常改变。

为了给临床治疗和随访提供定量判断的依据，近年来国外学者先后提出多个评分系统，较为简便和广泛使用的是Toronto临床评分系统（见附录A）。

3.4 鉴别诊断

应与其他原因引起的多发性神经炎相鉴别。

3.4.1 中毒性末梢神经炎

常有药物中毒或农药接触史，疼痛症状较突出。

3.4.2 感染性多发性神经根神经炎

常呈急性或亚急性起病，病前多有呼吸道或肠道感染史，表现为四肢对称性弛缓性瘫痪，运动障碍重，感觉障碍轻，1～2 周后有明显的肌萎缩。脑脊液蛋白定量增高，细胞数正常或增高。

3.4.3 结节性多动脉炎

病变累及四肢者，肢端疼痛，可伴其他器官损害症状，常见为发热、皮疹、肌肉和关节疼痛、肾小球肾炎等，皮肤和肌肉活检可明确诊断。

3.4.4 脊髓空洞症

发病缓慢，有分离性感觉障碍、手部萎缩麻痹与营养障碍，以及下肢的锥体束征。

4 治疗

4.1 基础治疗

气虚血瘀者宜常食黄豆、扁豆、鸡肉、泥鳅、香菇、绞股蓝；气虚血瘀夹湿者宜食薏苡仁；肝肾亏虚者宜常食瘦猪肉、鸭肉、龟肉、荸荠；阳虚血瘀者宜常食牛肉、鳝鱼、韭菜、芫荽、蜂胶；痰瘀互结者宜常食银耳、木耳、洋葱、花椰菜、海藻、海带、紫菜、萝卜、金橘。亦可针对患者病情选用食疗方剂，如气虚血瘀者可选用参苓山药二米粥（党参、茯苓、山药、粟米、大米）；阴虚血瘀者可选用黄杞炖鳖汤（黄芪、枸杞子、鳖肉）；阳虚血瘀者可选用姜附炖狗肉汤（熟附片、生姜、狗肉）；肝肾亏虚，肌肉萎缩者可选牛髓二山排骨汤（牛骨髓、山茱萸、山药、猪排骨）或当归生姜羊肉汤（当归、生姜、羊肉）。

DPN 患者的活动内容很多，需要注意的是活动要在饭后进行，运动量适度、因人而异、循序渐进、持之以恒，注意选择舒适透气的鞋子，选择平坦的路面。

4.2 辨证论治

DPN 以凉、麻、痛、痿四大主症为临床特点。其主要病机是以气虚、阴虚、阳虚失充为本，以瘀血、痰浊阻络为标，血瘀贯穿于 DPN 的始终。临证当首辨其虚实，虚当辨气虚、阴虚、阳虚之所在；实当辨瘀与痰之所别，但总以虚中夹实最为多见。治疗当在辨证施治、遣方择药前提下，酌情选加化瘀通络之品，取其“以通为补”、“以通为助”之义。本病除口服、注射等常规的方法外，当灵活选用熏、洗、灸、针刺、推拿等外治法，内外同治，以提高疗效，缩短疗程。

4.2.1 气虚血瘀证

症状：手足麻木，如有蚁行，肢末时痛，多呈刺痛，下肢为主，入夜痛甚，少气懒言，神疲倦怠，腰腿酸软，或面色㿠白，自汗畏风，易于感冒，舌质淡紫，或有紫斑，苔薄白，脉沉涩。

治法：补气活血，化瘀通痹。

主方：补阳还五汤（《医林改错》）加减。

生黄芪　当归尾　川芎　赤芍　桃仁　红花　地龙

加减：病变以上肢为主加桑枝、桂枝尖，以下肢为主加川牛膝、木瓜。若四末冷痛，得温痛减，遇寒痛增，下肢为著，入夜更甚，可选用当归四逆汤（《伤寒论》）合黄芪桂枝五物汤（《金匮要略》）化裁。

4.2.2 阴虚血瘀证

症状：腿足挛急，酸胀疼痛，肢体麻木，或小腿抽搐，夜间为甚，五心烦热，失眠多梦，腰膝酸软，头晕耳鸣，口干少饮，多有便秘，舌质嫩红或暗红，苔花剥少津，脉细数或细涩。

治法：滋阴活血，柔肝（筋）缓急。

主方：芍药甘草汤（《伤寒论》）合四物汤（《太平惠民和剂局方》）加减。

白芍　甘草　地黄　当归　川芎　木瓜　牛膝　炒枳壳

加减：腿足挛急、时发抽搐，加全蝎、蜈蚣；五心烦热加地骨皮、胡黄连。

4.2.3 痰瘀阻络证

症状：麻木不止，常有定处，足如踩棉，肢体困倦，头重如裹，昏蒙不清，体多肥胖，口黏乏味，胸闷纳呆，腹胀不适，大便黏滞，舌质紫暗，舌体胖大有齿痕，苔白厚腻，脉沉滑或沉涩。

治法：祛痰化瘀，宣痹通络。

主方：指迷茯苓丸（《证治准绳》）合黄芪桂枝五物汤（《金匮要略》）加减。

茯苓　姜半夏　枳壳　黄芪　桂枝　白芍　苍术　川芎　生甘草　薏苡仁

加减：胸闷呕恶，口黏加藿香、佩兰，枳壳易枳实；肢体麻木如蚁行较重者加独活、防风、僵蚕；疼痛部位固定不移加白附子、白芥子。

4.2.4　肝肾亏虚证

症状：肢体痿软无力，肌肉萎缩，甚者痿废不用，腰膝酸软，骨松齿摇，头晕耳鸣，舌质淡，少苔或无苔，脉沉细无力。

治法：滋补肝肾，填髓充肉。

主方：壮骨丸（《丹溪心法》）加减。

龟板　黄柏　知母　熟地黄　白芍　锁阳　虎骨（用狗骨或牛骨代替）　牛膝　当归

加减：肾精不足明显加牛骨髓、菟丝子；阴虚明显加枸杞子、女贞子。

4.3　其他疗法

4.3.1　中成药

血府逐瘀胶囊，用于瘀血内阻，头痛或胸痛等。

筋骨痛消丸，用于血瘀寒凝型膝关节骨质增生引起的膝关节疼痛、肿胀、活动受限等。

4.3.2　针灸

4.3.2.1　体针

4.3.2.1.1　气虚血瘀证

取穴以气海、血海、足三里为主穴，可配合三阴交、曲池、内关。手法：施捻转平补平泻法。

4.3.2.1.2　阴虚血瘀证

取穴以肝俞、肾俞、足三里为主穴，可配合三阴交、太溪、曲池、合谷。手法：施捻转平补平泻法。

4.3.2.1.3　阳虚血瘀证

取穴以肾俞、命门、腰阳关、关元为主穴，可配合环跳、阳陵泉、绝骨、照海、足临泣。手法：施捻转平补平泻，出针后加灸。

4.3.2.1.4　痰瘀阻络证

取穴以胃俞、曲池、脾俞、足三里为主穴，可配合三焦俞、三阴交、丰隆、解溪、太冲。手法：施捻转平补平泻，出针后加灸。

4.3.2.2　梅花针

取穴以脊柱两侧为主，病变在上肢加刺臂内、外侧、手掌、手背及指端点刺放血。病变在下肢加刺小腿内外侧、足背，以及足趾端点刺放血。手法：中度或重度刺激。

4.3.2.3　粗针

取穴为神道透至阳、命门透阳关、中府、足三里、手三里、合谷、环跳、绝骨。手法：神道透至阳，命门透阳关用直径0.8mm粗针，留针2小时，余穴强刺激不留针。

4.3.2.4　耳针

取穴为肝、脾、肾、臀、坐骨神经、膝、神门、交感。每次选2～3穴。手法：中强刺激，留针15～30分钟。

4.3.2.5　电针

取穴为髀关透伏兔、风市透中渎、风市透伏兔、阳陵泉。手法：用26号长针从髀关斜向伏兔穴，进针3～4寸；从风市斜向中渎穴，进针3～4寸；从风市斜向伏兔穴进针3～4寸，阳陵泉直刺；并接上脉冲电流，选用疏密波，电流温度以患者能忍受为止，通电 15～20 分钟。

4.3.3　按摩

4.3.3.1　上肢麻痛

拿肩井肌、揉捏臂臑、手三里、合谷部肌筋，点肩髃、曲池等穴，搓揉肩肌来回数遍。

4.3.3.2　下肢麻痛

拿阴廉、承山、昆仑肌筋，揉捏伏兔、承扶、殷门部肌筋，点腰阳关、环跳、足三里、委中、承山、解溪、三阴交、涌泉等穴，搓揉腓肠肌数十遍，手劲刚柔相济，以深透为度。

4.3.4　药物外治

糖痛外洗方：透骨草、桂枝、川椒、艾叶、木瓜、苏木、红花、赤芍、白芷、川芎、川乌、草乌、生麻黄。共入搪瓷盆中，加水 5000ml 浸泡 100～200 分钟，文火煮沸后，再煮 30 分钟，离火后先熏手足，待药液温度降至 38℃～42℃时，再将手足入药液中浸泡 30 分钟。

4.4　西医治疗原则

4.4.1　一般治疗

严格控制血糖并保持血糖稳定是预防和治疗 DPN 的基石。糖尿病神经病变的治疗首先是积极控制血糖，酌情合理选用口服降糖药及胰岛素，使血糖控制在正常或接近正常。同时，配合降压、调脂药物。

4.4.2　常规治疗

4.4.2.1　神经营养药物：甲基维生素 B_{12}、神经生长因子。

4.4.2.2　改善神经微循环药物：前列腺素 E_2 脂质体等。

4.4.2.3　抗氧化药物：α－硫辛酸。

4.4.2.4　其他药物：醛糖还原酶抑制剂、抗变态反应药物等。

4.4.3　对症治疗

主要是针对疼痛的治疗。

4.4.3.1　抗抑郁治疗：阿米替林。

4.4.3.2　抗惊厥药物：加巴喷定、卡马西平。

4.4.3.3　麻醉性镇痛药物：常见有曲马多、可待因、羟考酮、美沙酮等，一般在非鸦片类药物治疗失败后才考虑应用鸦片类药物或临时应用于间断性剧烈疼痛的 DPN 者。

4.4.4　局部止痛治疗

辣椒辣素外用。其他的还有硝酸异山梨酯喷雾剂、三硝酸甘油贴膜剂、5% 利多卡因贴片均可缓解局部疼痛。

附 件 A

（资料性附录）

附表 1 **Toronto 临床评分系统**

症 状 分	反 射 分	感觉试验分
足部疼痛	膝 反 射	针刺觉
发麻	踝 反 射	温度觉
针 刺 感		轻触觉
无力		震动觉
共济失调		位置觉
上肢症状		

注：

症状分：出现一项记 1 分，无为 0 分。

反射分：每一侧反射消失 2 分，减退 1 分，正常 0 分，最高分为 4 分。

感觉试验分：每出现一次异常记 1 分，无异常 0 分。

得分越高，神经功能受损越严重。总分最高 19 分。

糖尿病勃起功能障碍

1 概述

糖尿病勃起功能障碍为糖尿病继发的阴茎勃起功能障碍（ED）。本病以糖尿病代谢异常所致男性阳事痿而不举，或临房举而不坚，或坚而不久，不能进行满意的性生活为特征，属于西医ED（阴茎持续不能达到和维持足以进行满意性生活的勃起，时间超过6个月）。ED是糖尿病常见的并发症之一。糖尿病患者的ED发病率比正常人群高3~4倍，糖尿病男性病人中有23%~75%并发ED，发病率随年龄增长逐渐增高，40岁以下糖尿病患者的发病率约为30%，40岁以上者约为50%，70岁以上者可达70%以上，与非糖尿病相比较，糖尿病患者ED的发病要早10~15年。糖尿病病史10年以上者发生ED可能性较发病5年以下者高出1倍。同时，ED可能是糖尿病和高血压的早期标志。

本病属中医“阳痿”、“阴痿”、“阴器不用”、“宗筋弛纵”等范畴。

2 病因病机

2.1 发病因素

2.1.1 禀赋不足，劳伤久病

先天不足，恣情纵欲，房事过度，或手淫、早婚，精气虚损，命门火衰；糖尿病日久耗伤气血阴液，久病损伤脾胃，气血化源不足，致宗筋失养而成。

2.1.2 七情失调，饮食不节

糖尿病患病日久，长期精神压抑，情志不遂，忧思郁怒，肝失疏泄，宗筋所聚无能，乃成阳痿；或过思多虑，损伤脾肾，气血不足，宗筋失养，则阳事不举；或过食醇酒厚味，脾胃运化失常，聚湿生热，湿热下注，经络阻滞，气血不荣宗筋乃成阳痿。

2.2 病机及演变规律

本病的基本病机为肝、脾、肾受损，气血阴阳亏虚，阴络失荣，经络失养导致宗筋不用而成。

2.2.1 糖尿病日久，肾虚精亏，真阳衰微，则宗筋无以作强；肝失疏泄，气机阻滞，血不达宗筋，则宗筋不聚；思虑伤脾，脾失运化，气血生化乏源，宗筋失养。

2.2.2 糖尿病日久不愈，常因实致虚。如湿热下注，湿阻阳气，可致脾肾阳虚之证；湿热灼伤阴精，或肝郁化火伤及肝肾，而成肝肾阴虚之证。

2.2.3 糖尿病日久不愈，亦可因虚致实。虚损之脏腑因功能失调而产生各种病理产物，如脾虚痰湿内生，或久病入络夹瘀，可致脾虚夹湿夹痰、肾虚夹痰夹瘀之证。常因欲求不遂，抑郁不欢，久之多兼夹肝郁不舒之实证，以至病情更加错综复杂。

2.3 病位、病性

本病的病位在宗筋，主要病变脏腑为肝、脾、肾。病理性质有虚实之分，且多虚实相兼。肝郁不疏、气滞血瘀、湿热下注属实，多责之于肝；阴阳两虚、心脾亏虚属虚，多与脾、肾有关。

3 诊断

3.1 临床表现

阴茎不能勃起或勃起不满意以至不能进行正常的性交。

3.2 理化检查

3.2.1 空腹血糖、餐后2小时血糖：了解糖尿病的控制情况。必要时可做OGTT、胰岛素释放试验、血脂及测定血清FSH、LH、PRL、T_3、T_4、E_2及T等。

3.2.2 夜间阴茎增大试验、阴茎动脉血流彩色多功能超声检查、阴茎海绵体注射血管活性药物、勃起功能障碍的神经检测等可辅助临床诊断与治疗。

3.3 诊断标准

具有确切的糖尿病诊断；男性患者阳事不举，或临房举而不坚，不能进行正常性生活；除外其他因素导致勃起功能障碍（见附录A）。

3.4 鉴别诊断

诊断本病需除外其他原因所致勃起功能障碍的可能，尤其是与精神性和器质性勃起功能障碍相鉴别。

精神性勃起功能障碍，常以突然发病为特点；器质性勃起功能障碍多起病缓慢；精神性勃起功能障碍患者主诉中往往存在境遇性勃起，器质性原因所致的勃起功能障碍则与场景、机遇无关；精神性勃起功能障碍有正常的夜间和晨起勃起，而器质性勃起功能障碍则无此现象或明显减弱。

4 治疗

4.1 基础治疗

平素应适当进食新鲜果蔬，尤其是对本病有益的诸如枸杞子、韭菜子、鹌鹑蛋、鸽子蛋等，以及适量高蛋白饮食等。

对功能性勃起功能障碍的治疗主要是心理治疗和性教育，解除各种社会心理因素的影响，克服勃起功能障碍的精神障碍，不使其产生恐惧感，树立性交成功的信心，往往能取得一定的疗效。

4.2 辨证论治

本病辨治要点在于把握糖尿病治疗和勃起功能障碍治疗的关系。糖尿病是本，勃起功能障碍是标，当治病求本；还须把握降糖与治痿的主次关系，有效控制血糖是治疗本病的前提。而改善血运，调节局部的血管神经的功能状态是关键。本病有虚实之分，或虚实夹杂，故治疗应首辨虚实。标实者需区别气滞、湿热、血瘀；本虚者应辨气血阴阳虚损之差别及病变脏器之不同；虚实夹杂者，先别虚损之脏器，再辨夹杂之病邪。其治疗原则：实证者，肝郁宜疏通，湿热应清利，血瘀宜活血；虚证者，肾虚者宜温补，结合养精；心脾血虚当调养气血，佐以温补开郁；虚实夹杂者需标本兼顾。

4.2.1 肝气郁结证

症状：阳事不起，或起而不坚，情志抑郁，喜叹息，或烦躁易怒，胸胁或少腹胀满，舌质红，苔薄白，脉弦。

治法：疏肝解郁，行气振痿。

方药：逍遥散（《太平惠民和剂局方》）加减。

柴胡　当归　白芍　白术　茯苓　生姜　薄荷

加减：急躁易怒、口干口苦、目赤尿黄，去生姜加丹皮、栀子、龙胆草，胸胁胀满加香附、川芎。

4.2.2 气滞血瘀证

症状：阳痿不举，龟头青暗，或见腰、小腹、会阴部位刺痛或不适，舌质紫暗或有瘀斑瘀点，脉弦涩。

治法：行气活血，化瘀起痿。

方药：少腹逐瘀汤（《医林改错》）加减。

小茴香　干姜　延胡索　当归　川芎　肉桂　赤芍　生蒲黄　五灵脂

加减：会阴刺痛甚加三棱、莪术；阴茎举而不坚加九香虫、蜂房、蜈蚣（研末冲服）、阳起石等；阴部发冷加附子、淫羊藿、补骨脂、鹿茸。

4.2.3 湿热下注证

症状：阴茎痿软，勃而不坚，阴囊潮湿气臊，下肢酸重，尿黄，或胁胀腹闷，肢体困倦，泛恶口苦，舌红苔黄腻，脉弦数或滑数。

治法：清热化湿。

方药：龙胆泻肝汤（《兰室秘藏》）加减。

龙胆草　黄芩　栀子　泽泻　车前子　生地黄　当归　柴胡

加减：阴部瘙痒、潮湿甚加地肤子、蛇床子。

4.2.4　心脾两虚证

症状：阳痿不举，精神不振，失眠健忘，胆怯多疑，心悸自汗，纳少，面色无华，或失眠多梦，食少纳呆，腹胀泛恶，舌淡，苔薄白，脉细弱。

治法：补益心脾。

方药：归脾汤（《济生方》）加减。

党参　龙眼肉　白术　黄芪　当归　茯神　酸枣仁　木香　远志

加减：夜寐不酣加夜交藤、合欢皮；腹胀泛恶，痰湿内盛加半夏、厚朴、竹茹。

4.2.5　阴阳两虚证

症状：阳事不举，遗精早泄，眩晕耳鸣，神疲，畏寒肢冷，五心烦热，心悸腰酸，舌瘦质红，少津，脉沉细数。

治法：阴阳双补，通络振痿。

方药：二仙汤（《中医方剂临床手册》）加减。

仙茅　仙灵脾　巴戟天　当归　黄柏　知母

加减：滑精频繁，精薄清冷加覆盆子、金樱子、益智仁。

4.3　其他疗法

4.3.1　中成药

五子衍宗丸，用于肾虚精亏所致的阳痿不育、遗精早泄等。

参茸丸，用于肾虚肾寒，腰腿酸痛等。

4.3.2　针灸

4.3.2.1　取穴神阙、气海、关元、肾俞、命门、百会、太溪、足三里。前三穴用灸法，余用针刺施以补法，使腹部穴热感传至阴部。

4.3.2.2　主穴取大赫、命门；配穴取足三里、气海、关元。操作采用“探刺感传法”，随意轻微使捻转，使针感传向阴茎；取“烧山火”补法，作龙眼推使，完毕，左手拇、食指用力夹住针柄上端，不使针向回松动，以右手拇指指甲从上向下刮动针柄。退针时，用左手拇、食指向下轻压，待针下松弛时，右手将针快速撤出，急速揉按针孔。

4.3.2.3　主穴取中极、归来、大赫；配穴取风池、内关。操作：针刺中极、归来、大赫时，需使针感传至尿道；针刺风池时，应是针感放射至整个头部。适用于各型患者。若命门火衰者，加腰阳关、命门、关元；心脾受损者，加脾俞、足三里、神门；肝气郁结者，加肝俞、太溪、阳陵泉；惊恐伤肾者，加心俞、志室、神门；湿热下注者，加足三里、膀胱俞、丰隆。

4.4　西医治疗原则

4.4.1　雄激素补充治疗。

4.4.2　口服药物治疗（如西地那非、曲唑酮、阿扑吗啡）。

4.4.3　局部应用药物。

如前列腺素 E1（PGE1）乳膏挤入尿道口内；海绵体内注射血管活性药物，将 PGE1、罂粟碱和（或）酚妥拉明注入一侧海绵体内可使海绵体充血膨胀，联合用药可提高疗效。

4.4.4　真空负压装置。

4.4.5　阴茎假体植入。

附 录 A
（资料性附录）

附表 1　　勃起功能国际问卷（Ⅱ EF－5）评分表

分数 问题	0	1	2	3	4	5	得分
1. 对阴茎勃起和维持勃起信心多大？		很低	低	中等	高	很高	
2. 受到刺激勃起时，有多少次勃起硬度足以插入阴道？	无性活动	几乎没有或完全没有	少数几次	大约半数	多于半数	几乎总能或总能	
3. 插入阴道后，有多少次能维持阴茎勃起？	没有尝试性交	几乎没有或完全没有	少数几次	大约半数	多于半数	几乎总能或总能	
4. 性交时，维持阴茎勃起至性交完毕有多大困难？	没有尝试性交	非常困难	很困难	困难	有些困难	不困难	
5. 性交时，有多少次感到满足？	没有尝试性交	几乎没有或完全没有	少数几次	大约半数	多于半数	几乎总能或总能	

注：总分 > 21 分为正常，≤21 分可诊断 ED 存在。

Ⅱ EF－5 诊断 ED 的灵敏度为 98%，特异性为 88%。

糖尿病自主神经病变

糖尿病自主神经病变（DAN）是糖尿病神经并发症之一。文献报道其患病率为17%～78%不等。该病变常与运动神经、感觉神经的功能改变相伴随，多在病程的后期显得突出。

近年通过神经血流量测定、神经病变超微结构和酶动力学研究，普遍认为DAN发生与多种因素共同作用有关：①血管病变，主要是糖尿病微血管病变，导致神经缺血、缺氧；②代谢紊乱，高血糖所致的代谢紊乱干扰了神经组织的能量代谢，使其结构和功能发生改变；③神经生长因子减少。

该病起病隐匿，病情逐渐进展，可广泛累及多个系统。本指南着重讨论糖尿病自主神经病变在心血管、消化、泌尿系统及汗出异常的诊治。①在心血管系统，患者可表现为静息时心动过速、体位性低血压、无痛性心肌梗死和心肌缺血、突发心搏骤停、猝死等；②在消化系统，主要会出现胃轻瘫及肠道功能的紊乱等；③在泌尿系统，则主要会出现尿潴留、排尿困难等神经源性膀胱的表现；④泌汗调节异常如下肢汗出减少甚至无汗，而上半身尤其是面部及胸部大量汗出等。由于病变涉及系统广泛，临床表现多种多样，影响糖尿病病人的生活质量。

中医认为，在糖尿病自主神经病变的发展过程中，痰热瘀毒，相互搏结，损伤络脉，脏腑虚衰，气虚气陷；或阴阳失衡，气机逆乱，脏器失衡，不能自持，多脏受累，症状多样。

糖尿病心脏自主神经病变

1 概述

糖尿病心脏自主神经病变早期为副交感神经异常，晚期累及交感神经。常因晕厥、心律失常及心衰而致死。糖尿病心脏自主神经病变是在高血糖的状态下，神经组织内山梨醇与果糖显著增高，细胞内的渗透压增高，细胞水肿，引起ATP降低，还原型谷胱甘肽及其他肽和蛋白质丢失，导致神经营养障碍和维生素缺乏。本病发病率在糖尿病中占20%～40%，死亡率高，常系猝死，故早期诊断和治疗对防治糖尿病心脏自主神经病变具有重要意义。

糖尿病心脏自主神经病变属于中医“心悸”、“怔忡”等范畴。

2 病因病机

2.1 发病因素

糖尿病心脏自主神经病变多由糖尿病久治不愈，脏腑功能失调，导致心气血阴阳亏虚，痰火瘀血内阻，心失所养，神无所依，发为心悸。

2.2 病机及演变规律

糖尿病心脏自主神经病变的发生，主要为耗伤气阴，损伤心脾，脾不生血，致气血不足。心气虚，心神失养，神不守舍；心血虚，心失濡养不能藏神，故神不安而志不宁，发为心悸。病程迁延，伤及于肾，肾阴虚或肾水亏损，水不济火，虚火妄动，上扰心神；阴损及阳，阳气衰微，不能温养心脉，故悸动不安。“久病必瘀”，肺气亏虚，不能助心以治节；肝气郁滞，气滞血瘀，心脉痹阻，营血运行不畅，而致心悸怔忡。

2.3 病位、病性

糖尿病心脏自主神经病变的病位在心，涉及肝、肾、脾、肺，病性为本虚标实，以气血不足，阴阳两虚为本，痰、火、瘀为标。

3 诊断

3.1 临床表现

3.1.1 症状

糖尿病心脏自主神经病变初期症状多不明显，仅有阵发性心中悸动不安、失眠、健忘、气短、乏力、心搏或快、或慢、或忽跳忽止。

3.1.2 体征

静息时心动过速，无正常的昼夜节律变化；体位性低血压；血压昼夜节律紊乱；无痛性心肌梗死；猝死。

3.2 理化检查

无创伤性心血管系统自主神经功能检查。

3.2.1 静息性心动过速

心率快常较固定。静息状态下心率 >90 次/分，甚至可达 130 次/分。

3.2.2 乏氏（Valsava）动作反应指数

乏氏比值即心电图Ⅱ导联最长 R－R 间期与最短间期的比例≤1.10 为异常反应。

3.2.3 卧立位心率差

记录卧立位心电图心率，算出心率差。卧立位心率差 <15 次/分为轻度异常，心率差 <10 次/分为明显异常。

3.2.4 体位性低血压

从卧位起立后收缩压下降≥30mmHg 和（或）舒张压下降≥20mmHg。

3.2.5 24 小时动态心电图

观察心率变异性。

3.3 诊断标准

3.3.1 糖尿病史。

3.3.2 有静息心动过速、固定心率、体位性低血压、无痛性心肌梗死等，伴有其他脏器神经病变，如胃轻瘫、糖尿病神经源性膀胱等。

3.3.3 乏氏动作指数、深呼吸试验、卧立位心率差等功能检查符合糖尿病心脏自主神经病变。

3.4 鉴别诊断

3.4.1 低血糖症

糖尿病病人注射胰岛素时可出现低血糖反应，如心悸、面色苍白、大汗出、头晕乏力等症，通过监测血糖鉴别。

3.4.2 更年期综合征

妇女更年期临床表现为心悸、心烦失眠、潮热盗汗等症，易与心脏自主神经病变相混淆，根据年龄及检查血糖鉴别。

4 治疗

4.1 基础治疗

在选择食物时，应注意选择一些脂肪和胆固醇含量较低，而维生素、食物纤维、有益的无机盐和微量元素较多的，并有降血脂、抗凝血作用的食物，如洋葱、大蒜、金花菜、绿豆芽、扁豆、香菇、木耳、海带、紫菜等。避免吸烟、饮酒及刺激食品。

合理运动能增强心肌收缩力，平稳血压，是增强心功能的有效手段之一。选择中低强度的有氧运动，如快走、慢跑、骑车、蹬山，以及各种球类运动等。这样的运动以有氧代谢方式消耗多余的能量，使吸入的氧气与机体消耗的氧气基本达到平衡状态，运动量过大，消耗过多，可能诱发组织器官缺氧，导致心血管痉挛。有心功能不全、严重心律失常者不宜运动。

4.2 辨证论治

本病辨证要点当分清虚实，以虚证为多，亦有虚中夹实。虚者脏腑气血阴阳亏虚，实者痰、火、血瘀。虚证当治以补养气血，安神宁心；阳虚者温通心阳，阴虚者养阴清热；实证以血瘀多见，宜活血化瘀；虚中夹实则宜标本兼顾，攻补兼施。

4.2.1 心脾两虚证

主症：心悸神疲，胸闷心烦，气短自汗，面色不华，倦怠乏力，失眠多梦，舌淡体胖大边有齿痕，苔薄白，脉细或结代。

治法：补血养心，益气安神。

方药：归脾汤（《校注妇人良方》）加减。

党参　龙眼肉　白术　黄芪　当归　茯神　酸枣仁　广木香　远志

加减：心悸加五味子、麦冬；舌质瘀滞加丹参、川芎。

4.2.2 心肾阴虚证

主症：心悸不宁，心烦少寐，头晕目眩，手足心热，耳鸣腰酸，舌质红，少苔或无苔，脉细数。

治法：养心安神，益肾宁神。

方药：天王补心丹（《摄生秘剖》）加减。

生地黄　天冬　麦冬　酸枣仁　柏子仁　当归　党参　五味子　茯苓　远志　丹参　玄参

加减：腰膝酸软加山茱萸、杜仲；心烦失眠、口干、盗汗、五心烦热，选用黄连阿胶汤（《伤寒论》）加减。

4.2.3 心阳亏虚证

主症：心悸不宁，胸闷气短，面色苍白，形寒肢冷，舌质淡白，脉虚弱或沉细而数。

治法：温补心阳，安神定悸。

方药：桂枝甘草龙骨牡蛎汤（《伤寒论》）加减。

桂枝　炙甘草　龙骨　牡蛎

加减：汗出肢冷，面青唇紫，喘不得卧加人参、附子。

4.2.4 中气不足证

主症：头晕目眩，心悸气短，少气懒言，体倦肢软，便溏，脉弱，舌质淡，苔薄白。

治法：升阳益气。

方药：补中益气汤（《脾胃论》）加减。

黄芪　党参　炙甘草　白术　当归　陈皮　升麻　柴胡

加减：形寒肢冷加仙茅、仙灵脾。

4.2.5 心脉瘀阻证

主症：心悸，胸闷疼痛，痛如针刺，唇甲青紫，舌质紫暗或有瘀斑，脉涩或结代。

治法：活血祛瘀，行气止痛。

方药：血府逐瘀汤（《医林改错》）加减。

桃仁　当归　红花　赤芍　牛膝　川芎　柴胡　桔梗　枳壳　生地黄　甘草

加减：心悸气短，自汗加黄芪、党参。

4.3 其他疗法

4.3.1 中成药

4.3.1.1 口服药物

稳心颗粒，用于气阴两虚兼心脉瘀阻所致的心悸不宁、气短乏力等。

心宝丸，用于心肾阳虚，心脉瘀阻所致的慢性心功能不全等。

4.3.1.2 中药注射剂

参麦注射液，用于气阴虚型之休克、冠心病等。

参附注射液，用于阳气暴脱之厥脱（休克）等。

生脉注射液，用于气阴两虚，脉虚欲脱之心悸气短等。

4.3.2 针灸

4.3.2.1 体针

取内关、心俞、神门、三阴交、太溪等穴。胸闷憋气，气短懒言加气海、关元；心疼加阳穴；心神不宁针刺用平补平泻，心血不足针刺用补法；阴虚火旺针刺用泻补兼施。

4.3.2.2 耳针

取心、皮质下、内分泌、交感、肾、神门等相应部位，每次选用3~5穴，强刺激。

4.4 西医治疗原则

4.4.1 严格控制血糖。

4.4.2 使用醛酶还原酶抑制剂和食物中补充肌醇等有助于防治神经病变。

4.4.3 β-肾上腺素受体阻滞剂，如心动过速可选用心得安。

4.4.4 钙离子拮抗剂，如快速心律失常，用异搏定、地尔硫䓬。房室传导阻滞禁用。

4.4.5 心功能不全，选用洋地黄制剂、利尿剂等。

4.4.6 体位性低血压的治疗：体位改变时动作要缓慢，避免骤然起立，平时宜穿弹力袜、紧身裤或用弹力绷带，以减少直立时下肢静脉血液瘀滞。必要时服用强的松等药物。

4.4.7 补充维生素：如维生素 B_1、B_6、C、E 和烟酸、弥可保、硫辛酸等。

糖尿病胃肠病

1 概述

糖尿病胃肠病是糖尿病常见并发症之一。病变可发生在从食管至直肠的消化道的各个部分，包括糖尿病食管综合征、糖尿病性胃轻瘫、糖尿病性便秘、糖尿病合并腹泻或大便失禁等。西医学认为本病的发生与自主神经病变、高血糖、消化道激素分泌异常、胃肠道平滑肌病变、微血管病变、代谢紊乱、继发感染、精神心理因素等有关。其发病率占糖尿病人的40%~75%，症状明显的占10%。本病轻者不仅影响糖尿病患者的生活质量，而且影响糖尿病的有效控制，重者可致病死率增加。早期糖尿病防治胃肠系统并发症对于避免或减少胃肠功能衰竭有重要意义。

本病属中医“痞满”、“呕吐”、“便秘”、“泄泻”等范畴。

2 病因病机

2.1 发病因素

糖尿病胃肠病为素体脾虚胃强或肝郁脾虚，糖尿病迁延日久，耗气伤阴，五脏受损，夹痰、热、郁、瘀等致病。另外，由于糖尿病失治、误治或过用苦寒或温补滋腻之剂亦伤脾胃、大肠功能，导致本病迁延难治。其中内因是糖尿病导致脾胃肝肾功能失常及七情不畅，外因主要是不良饮食习惯。

2.2 病机及演变规律

本病的病机是“本虚标实”。本虚是脾胃虚弱（寒）、脾肾阳虚、肝胃阴虚，标实为痰、热、郁、瘀。所及脏腑以脾胃为主，累及肝肾、大肠。发病之初肝脾（胃）不和，寒热交错，痰湿中阻，升降失司，日久渐至脾胃两虚；病情迁延，阴损及阳，伤及于肾；病变晚期，脾肾阴阳衰败，气血亏损，五脏俱虚。糖尿病胃肠病早期临床症状多不明显，可见餐后饱胀、食欲减退、嗳气、恶心呕吐、烧心、上腹部闷胀感、顽固性便秘、或腹泻与便秘交替、或无痛性腹泻、腹泻稀水样便，甚至大便不禁等症状，至晚期，胃肠功能衰竭时，出现更严重的消化道症状。其病机演变和症状特征分以下三个方面。

2.2.1　糖尿病性胃轻瘫

糖尿病迁延日久，气阴耗伤，脾胃失养，纳运无权，升降失和；又因七情不畅，肝疏泄不利，横逆犯胃，受纳运化失常所致。以脾胃虚弱、运化无力为本，湿阻气滞、胃失和降为标，为虚实夹杂之证。许多患者表现为脾虚胃失和降之候。

2.2.2　糖尿病性便秘

糖尿病日久，肠胃受累，或因燥热内结，津液耗伤，导致肠道失润，大便干结难以排出；或因病久气阴耗伤，气虚则大肠传送无力，阴伤津亏则不能滋润大肠而致肠道干涩，大便排出困难。

2.2.3　糖尿病性腹泻

糖尿病日久，耗伤脾胃之阴，阴损及阳，脾阳亦虚，脾失运化，导致腹泻；脾阳损及肾阳，脾肾阳虚，命门火衰，不能助脾胃腐熟水谷，运化精微，腹泻加重；或饮食失调，湿热内蕴，升降失常，亦可导致泄泻。

总之，糖尿病日久或迁延失治，脾胃受损，健运失职，气机不利，郁而不行，饮食水谷滞留于胃；加之土虚木旺，肝气横逆犯脾，肝脾不和，气机郁滞，肠道分清泌浊功能失调，或发为便秘，或发为泄泻，抑或交替发作，终致虚实夹杂之证，发为本病。

2.3　病位、病性

糖尿病胃肠病病位在胃肠，累及肝脾肾；病性为“本虚标实”，本虚脾胃虚弱为主，标实是湿热、气滞、燥热、痰浊、瘀血等。

3　诊断

3.1　临床表现

3.1.1　症状

除糖尿病症状外，还具有消化道症状，主要表现为胃肠道功能障碍，常见症状为吞咽困难、烧心、恶心呕吐、上腹饱胀感或慢性上腹痛、便秘或腹泻。腹泻多为慢性，稀便呈水样，每日少者3～5次，多者可达10余次，可发生于任何时间，通常夜间发生，可以伴随失禁，也可以是发作性的。少数患者腹泻与便秘交替出现。腹泻间歇期可以出现正常的排便活动。

3.1.2　体征

糖尿病胃肠病多无典型的体征，有时表现为上腹部轻压痛，阵水音，长期腹泻者多表现为消瘦。

3.2　理化检查

3.2.1　胃排空试验，提示胃排空延迟。

3.2.2　胃肠生物电检测，提示胃肠蠕动波形缓慢。

3.2.3　大便常规检查和致病菌培养一般为阴性。

3.2.4　消化道钡餐透视，显示胃蠕动收缩力减弱、胃排空延迟等。

3.2.5　纤维结肠镜检查，可有结肠黏膜充血、水肿等。

3.2.6　放射性核素排空检查，提示胃肠排空延迟。

3.2.7　胃内压测定法，消化间期运动（MMC）周期延长，MMC时相紊乱，及MMCⅢ相缺如。进餐后MMC消失代之以近端胃和远端胃独立的运动模式。

3.3　诊断标准

根据糖尿病病史、糖尿病症状和消化道症状的综合表现，即可考虑糖尿病胃肠病的诊断。进一步通过相关实验室辅助检查即可确诊。

3.4　鉴别诊断

诊断本病尚需排除其他影响胃排空的疾病，如食道炎、胃及十二指肠溃疡、肝胆胰肠器质性病变、肿瘤、结缔组织病等，还要排除药物（如麻醉剂、镇静剂等）作用。

4 治疗

4.1 基础治疗

便秘者可食海藻类、萝卜、粗粮、银耳、芝麻、核桃仁等。可针对患者病情选用食疗方剂，如阳虚便秘者可食用肉苁蓉韭菜炒虾仁（肉苁蓉、韭菜、虾仁），阴虚便秘者可常食芝麻粥（黑芝麻、粳米），气秘者可用《食医金鉴》中郁李仁粥（郁李仁、粳米）。脾虚腹泻者宜服扁豆、山楂、薏苡仁、芡实、山药、莲子等。滑泄者可用猪肚山药粥（猪肚、山药、粳米）等。

4.2 辨证论治

糖尿病胃肠病多出现在糖尿病中晚期。本病为本虚标实，气虚、阴虚为本，湿热、气滞、燥热、痰浊、瘀血为标。治疗上以健脾益胃、调和肝脾胃为主，佐以清热燥湿、行气导滞、化痰降浊、活血化瘀。

4.2.1 糖尿病性胃轻瘫

4.2.1.1 肝胃不和证

症状：胃脘胀满，胸闷嗳气，恶心呕吐，胸闷，大便不畅，得嗳气、矢气则舒，苔薄黄，脉弦。

治法：疏肝理气，和胃降逆。

方药：柴胡疏肝散（《景岳全书》）加减。

柴胡　香附　川芎　陈皮　枳壳　白芍　甘草

加减：胀重加青皮、郁金、广木香；痛甚加川楝子、延胡索。

4.2.1.2 脾虚湿困证

症状：脘腹痞闷，呕逆，时作时止，身重肢倦，纳呆，口淡不渴，面色少华，倦怠乏力，大便溏薄，小便不利，舌质淡，边有齿痕，脉濡弱。

治法：健脾祛湿。

方药：香砂六君子汤（《时方歌括》）加减。

广木香　砂仁　陈皮　半夏　党参　白术　茯苓　甘草

加减：干噫食臭、胁下有水气加生姜。

4.2.2 糖尿病性腹泻

4.2.2.1 肝脾不调证

症状：素有胸胁胀闷，嗳气食少，每因抑郁恼怒，或情绪紧张之时，发生腹痛泄泻，腹中雷鸣，攻窜作痛，矢气频繁，舌淡红，脉弦。

治法：抑肝扶脾。

方药：痛泻要方（《丹溪心法》）加减。

白术　白芍　陈皮　防风

加减：上腹部闷胀、恶心欲呕加厚朴、竹茹；泻下急迫，气味臭秽，肛门灼热，合用葛根芩连汤加减（《伤寒论》）。

4.2.2.2 脾胃气虚证

症状：脘腹痞闷，时缓时急，喜温喜按，纳呆食少，腹满肠鸣，肢体倦怠，四肢不温，少气懒言，大便溏薄，舌质淡，苔薄白，脉濡缓。

治法：补脾益胃。

方药：参苓白术散（《太平惠民和剂局方》）加减。

党参　茯苓　白术　桔梗　山药　甘草　扁豆　莲子　砂仁　薏苡仁

加减：下利完谷不化，四肢不温加附子、干姜；腹痛加高良姜、乌药。

4.2.3 糖尿病性便秘

4.2.3.1 气虚便秘证

症状：大便干结，或便质不硬但临厕努挣乏力，便难解出，汗出气短，面白神疲，倦怠乏力，舌淡苔白，脉虚弱。

治法：益气通便。

方药：黄芪汤（《金匮翼》）加减。

黄芪　火麻仁　陈皮　白蜜

加减：腹中冷痛，小便清长加肉苁蓉、锁阳。

4.2.3.2　阴虚肠燥证

症状：大便干结如羊屎，形体消瘦，头晕耳鸣，盗汗颧红，腰膝酸软，失眠多梦，舌红少津，脉细数。

治法：滋阴清热，润肠通便。

方药：增液承气汤（《温病条辨》）加减。

玄参　生地黄　麦冬　芒硝　大黄

加减：面色少华，口唇色淡加当归、何首乌。

4.3　其他疗法

4.3.1　中成药

六味安消胶囊，用于胃痛胀满，消化不良等。

保和丸，用于食积停滞，脘腹胀满等。

参苓白术散，用于脾胃虚弱，食少便溏等。

麻仁软胶囊，用于肠燥便秘。

复方芦荟胶囊，用于习惯性便秘。

新清宁片，用于内结实热所致的喉肿、牙痛、目赤、便秘等。

4.3.2　针灸

4.3.2.1　体针

4.3.2.1.1　糖尿病性痞满

取穴中脘、足三里、内关、公孙、脾俞、胃俞。配穴：肝胃不和配曲池、阳陵泉、太冲；脾胃虚弱配气海、关元、三阴交。用平补平泻法。脾胃虚弱者留针期间行艾条灸气海、关元、中脘、足三里。

4.3.2.1.2　糖尿病性便秘

取穴大肠俞、天枢、支沟、上巨虚。配穴：热结加合谷、曲池；气滞加中脘、行间；气血虚弱加脾俞、胃俞；寒秘加神阙、气海。实秘用泻法，虚秘用补法。

4.3.2.1.3　糖尿病性腹泻

取穴天枢、大肠俞、足三里，配以脾俞、胃俞、肝俞、胆俞、小肠俞、肾俞。辨证配穴：脾胃气虚加百会、气海；脾肾阳虚加关元、命门；肝郁脾虚加内关、太冲、公孙；湿热内蕴加阴陵泉、三阴交。虚者用补法，实者用泻法。

4.3.2.2　耳针

选穴为脾、胃、大肠下段、三焦。用王不留行籽外压，以胶布固定，每隔3日更换1次，可改善糖尿病性便秘。

4.3.3　按摩

患者平卧，左手掌顺时针方向摩脐，右手助力，可治疗糖尿病性便秘。

4.3.4　拔罐

阳虚便秘，取大肠俞、小肠俞、左下腹，分别用闪罐法拔罐15分钟，每日1次。

糖尿病性腹泻，取肚脐窝处（相当于以神阙穴为中心，包括两侧天枢穴的部位）用口径6cm的中型火罐拔罐，隔日1次。

脾胃虚寒腹泻，取穴天枢、关元、足三里、上巨虚或大肠俞、小肠俞、足三里、下巨虚。按腧穴部位选择不同口径火罐，两组腧穴交替使用，隔日1次。

4.4 西医治疗原则

必须严格控制患者血糖水平，以有效防治糖尿病胃肠病的发生和进展。

4.4.1 食管综合征无特殊治疗。

4.4.2 糖尿病胃轻瘫，可在控制血糖、酸中毒等代谢紊乱后，给予胃肠动力药，如甲氧氯普胺、多潘立酮和莫沙必利。

4.4.3 糖尿病性便秘可采用增加膳食纤维的摄入、生物反馈技术、胃肠动力药、泻药等措施。若仍未能缓解者，需使用甘油栓、开塞露或灌肠。

4.4.4 糖尿病合并腹泻或大便失禁应给予病因治疗：小肠细菌过度繁殖，口服广谱抗生素；胰酶缺乏，长期补充胰酶；大便失禁，用生物反馈技术重新训练直肠的感觉；胆酸吸收不良，用考来烯胺或洛哌丁胺。

糖尿病泌汗异常

1 概述

糖尿病泌汗异常是指发生糖尿病自主神经病变时，汗腺功能失常而出现汗液排泄异常。其病机是由于自主神经受损，而受损的游离神经末梢对温热的耐受性降低，受损的口腔痛觉神经对各种食物的刺激耐受性异常而发生的。其发病率约为60%左右。糖尿病汗腺功能异常多表现为下肢皮肤干凉、泌汗减少，甚至无汗，而上半身尤其是面部及胸部大量汗出。表现为温热性发汗过多和精神性发汗过多等。泌汗异常的危险性在于肾上腺素能对抗胰岛素的作用减弱，易发生胰岛素过量及低血糖。经过严格控制血糖水平，治疗受损神经，可有效治疗糖尿病自主神经病变出现的泌汗异常。

汗出过多属于中医的汗证。

2 病因病机

2.1 发病因素

糖尿病泌汗异常是由于糖尿病日久脾失健运，胃失和降，酿生内热；或情志不畅，日久气郁化火；或先天肾脏亏虚，或房劳伤肾，又及肝肾，肾精更亏。由于上述原因使卫气受损、腠理不固；阴虚于内，虚热内蒸；肺胃热盛，热迫津泄，腠理开阖失司，从而导致糖尿病病人的异常汗出。

2.2 病机及演变规律

糖尿病泌汗异常为本虚标实之证。病之初多本虚标实并重，既有饮食不节酿生之内热，又有情志不畅、气机郁滞所化之火，致使内热熏蒸，迫津外泄而多汗。病程迁延则以阴虚于内，虚热内扰为主。异常汗出日久，则以本虚为主，其中气虚不固、腠理疏松尤为常见。

2.2.1 营卫失调

若糖尿病外邪袭表或肺气虚弱，皆可导致腠理疏松，卫气失却固外开阖之权而自汗出。此时营阴亦不能内守，形成营卫不和之病机。

2.2.2 气虚不固

由于糖尿病病人肺脾肾不足或久病体虚导致气虚固摄失职，气虚不能固摄阴液，津液失固而外泄。

2.2.3 阴虚火旺

糖尿病病人饮食不节、情志郁结；或糖尿病日久，病及下焦而致肝肾阴虚。阴虚生内热，虚火内扰，津液不藏而外泄。若阴津亏损，汗液乏源，亦可出现汗出过少。

2.3 病位、病性

糖尿病泌汗异常病位在皮肤腠理，病位虽在表，却是体内脏腑功能失调的表现。病性为本虚标实。汗出过多的本虚主要为气虚不固，标实主要为热逼汗出。汗出过少则主要为阴津亏虚。

3 诊断

3.1 临床表现

3.1.1 症状

最常见的汗出异常表现为下肢皮肤干燥、发凉、泌汗减少甚至无汗，上半身泌汗增多，特别是头面部和胸膺部泌汗过多。部分病人精神紧张时立即汗出增多。温热时动辄全身多汗，甚至大汗淋漓，或进食时头面部汗出增多。

3.1.2 体征

肉眼可见病人汗出过多，触诊病人以头面部或上半身汗出过多为主，皮肤潮湿。

3.2 理化检查

该病证无特异性理化检查指标。

3.3 诊断标准

3.3.1 有糖尿病病史。

3.3.2 温热时汗出异常。

3.3.3 精神紧张时汗出过多。

3.3.4 进食时汗出过多。

3.4 鉴别诊断

糖尿病泌汗异常应与糖尿病低血糖、甲状腺功能亢进、更年期综合征等引起的多汗相鉴别；应与甲状腺功能减退、垂体功能低下等引起的少汗相鉴别。

4 治疗

4.1 基础治疗

减少刺激性食物的摄取，食物不宜过热，适当减慢进食速度。

适当的体育锻炼可以通调气血、补益正气，卫表之气充实则腠理固密。需要注意的是，运动时不要过汗，汗出后及时擦拭，防止劳汗当风。

4.2 辨证论治

糖尿病汗出异常为本虚标实之证，本虚为气虚不固，阴虚于内；标实为肺胃热盛，虚热内扰。其病位在表，由于腠理开阖失司，腠理不固则汗出过多，阖而不开则汗出过少。病之后期，气阴两亏、津液化生不及亦见汗出过少。治疗时当详辨其虚实盛衰，异常之汗虽出于皮腠，实为脏腑功能失调的表现。有诸内必形诸外，治病必求于本。

4.2.1 多汗

4.2.1.1 卫表不固证

症状：汗出恶风，活动后加重，乏力倦怠，舌质淡，苔薄白，脉弱或浮。

治法：益气固表。

方药：玉屏风散（《丹溪心法》）加减。

黄芪　白术　防风

加减：汗多加煅龙骨、煅牡蛎；体胖舌有齿痕加茯苓、半夏。

4.2.1.2 阴虚火旺证

症状：盗汗，五心烦热，腰膝酸软，口干不多饮，舌质红，少苔，脉细数。

治法：滋阴降火。

方药：当归六黄汤（《兰室秘藏》）加减。

当归　生地黄　熟地黄　黄连　黄芩　黄柏　黄芪

加减：骨蒸潮热加知母、地骨皮、龟板、鳖甲；津液亏虚明显加乌梅、麦冬、玄参。

4.2.2　少汗

4.2.2.1　阴津亏虚证

症状：汗出减少，皮肤干燥，咽干口渴，或两目干涩，腰膝酸软，舌质暗红少津，少苔或无苔，脉细。

治法：滋阴润燥。

方药：增液汤（《温病条辨》）加减。

玄参　麦冬　生地黄　葛根

加减：两目干涩加潼蒺藜、枸杞子。

4.3　其他疗法

4.3.1　中成药

玉屏风颗粒，用于表虚不固，自汗恶风等。

知柏地黄丸，用于阴虚火旺，潮热盗汗等。

4.3.2　外治

以麻黄根、牡蛎火煅，与赤石脂、龙骨共为细末，以绢袋贮存备用。将皮肤汗液擦干后，以此粉扑之。

4.4　西医治疗原则

4.4.1　将血糖控制在理想水平，有利于治疗糖尿病泌汗异常。

4.4.2　神经营养素。

4.4.3　改善神经微循环。

糖尿病神经源性膀胱

1　概述

糖尿病神经源性膀胱是指由于自主神经尤其是副交感神经障碍所引起的排尿反射异常、膀胱功能障碍，主要表现为尿无力、尿潴留。其病机主要是膀胱排尿神经、排尿肌障碍，导致膀胱的排尿功能障碍。我国2型糖尿病的糖尿病神经源性膀胱发病率高于1型糖尿病，约为60%，女性多于男性。糖尿病神经源性膀胱出现的尿潴留，可明显增加泌尿系感染机会，长期尿潴留可因压力上传，造成肾盂积水、肾实质受压和缺血，甚至坏死，导致梗阻性肾病和肾功能不全。

糖尿病神经源性膀胱属于中医“癃闭”、“淋证”范畴。

2　病因病机

2.1　发病因素

糖尿病神经源性膀胱是糖尿病慢性并发症之一。糖尿病病人多素体肥胖、过食肥甘厚味，肥者令人内热、甘者令人中满，日久湿热内生；或因肺脾肾功能失常，水液代谢失常，水湿内停，日久湿郁化热；或因先天肾脏亏虚，或房劳伤肾，或糖尿病患病日久，病及肝肾，终致肾阳亏虚，膀胱气化不利；糖尿病病人阴虚血液涩滞，气虚血流不畅，瘀血内生，瘀水互结于膀胱。若情志不畅，三焦水道阻滞，亦可诱发本病。

2.2　病机及演变规律

糖尿病神经源性膀胱是糖尿病日久，膀胱气化不利，开阖失司而致，为本虚标实之证。发病之初为本虚标实并重，本虚虽与肺脾肾三焦相关，然与肾和膀胱关系最为密切。标实以湿热瘀血为主，瘀血往往与水湿互结，日久酿毒生变。病至后期，瘀毒、湿毒、热毒互结，损伤正气。

2.2.1　肝气郁滞

若情志不舒，肝气郁滞则三焦水道阻滞不通，膀胱气化失调而发生癃闭。

2.2.2 膀胱湿热

过食肥甘或肺脾肾功能失常均可导致湿热内蕴。湿流于下，下注膀胱，则膀胱气化不利，开阖失司，发生癃闭。

2.2.3 下焦瘀热

糖尿病患者阴虚血滞，气虚浊流，瘀血内生；若瘀热阻滞于下焦，气机不畅，尿道闭塞，则发癃闭。

2.2.4 肾阳不足

糖尿病日久肾阳亏虚，蒸腾气化功能失常，既可出现"关门不利"的小便量少，又可出现气不化水的小便清长。若肾阳不足，气化失司，膀胱阖而不开，则发生癃闭。

2.3 病位、病性

糖尿病神经源性膀胱病位在肾与膀胱，为本虚标实之证。本虚以肾虚为主，又与肺脾相关；标实主要为水湿、湿热、瘀血。

3 诊断

3.1 临床表现

3.1.1 症状

早期无明显症状，病情进一步发展可出现尿路感染和尿潴留，排尿次数减少，排尿延迟，尿流无力。膀胱压力进一步加大时，可出现尿液淋漓不尽、小腹胀痛。

3.1.2 体征

耻骨上触诊饱满或充盈有包块，叩诊呈浊音。

3.2 理化检查

3.2.1 B超检查，可见膀胱残余尿量（>100ml）。

3.2.2 尿流率检查。

3.2.3 膀胱内压测定。

3.2.3 括约肌肌电图。

3.3 诊断标准

3.3.1 糖尿病病史。

3.3.2 泌尿系统症状与体征。

3.3.3 B超检查膀胱残余尿量增加。

3.3.4 尿流动力学检查示最大尿流量（UF）降低；膀胱容量增大；膀胱收缩能力早期可见反射亢进，晚期则无反射、残余尿量增加。膀胱压力容积（CMG）测定，逼尿肌无反射，多数病人膀胱内持续低压力。

3.3.5 对称性或非对称性外周神经损害症状和体征。

3.4 鉴别诊断

排除前列腺增生、肿瘤、结石和尿道狭窄等尿道梗阻的因素。

4 治疗

4.1 基础治疗

晚餐后减少水分摄入量，睡前排空膀胱。对于膀胱尚有一定收缩能力的病人，坚持定时排尿。

4.2 辨证论治

4.2.1 肝气郁滞证

症状：小便不利，甚或点滴不出，脘腹胸胁胀满，情志抑郁，舌质红或暗红，苔薄或薄黄，脉弦。

治则：疏肝理气。

方药：沉香散（《三因极一病证方论》）加减。

沉香　石韦　滑石　当归　橘皮　白芍　冬葵子　生甘草　王不留行

4.2.2　膀胱湿热证

症状：小便不利、疼痛，甚或点滴不出，小腹胀痛，口苦咽干，舌质红，苔黄腻，脉细数。

治法：清利湿热。

方药：导水散（《辨证奇闻》）合八正散（《太平惠民和剂局方》）加减。

萹蓄　瞿麦　车前子　滑石　王不留行　泽泻　白术

4.2.3　下焦瘀热证

症状：小便不利，甚或点滴不出，小腹疼痛胀满，舌质紫暗，脉细或涩。

治法：逐瘀散结。

方药：抵当汤（《伤寒论》）合五苓散（《伤寒论》）加减。

水蛭　虻虫　大黄　桃仁　泽泻　茯苓　猪苓　白术　桂枝

4.2.4　肾阳不足证

症状：小便不利，甚或点滴不出，神疲肢冷，腰膝酸软，舌质淡，苔白，脉沉。

治法：温补肾阳，通阳利水。

方药：金匮肾气丸（《金匮要略》）加减。

附子　桂枝　熟地黄　山茱萸　山药　泽泻　茯苓　丹皮

4.3　其他疗法

4.3.1　中成药

八正合剂，用于湿热下注，小便短赤，淋漓涩痛等。

五苓片，用于阳不化气，水湿内停所致的小便不利、水肿腹胀等。

萆薢分清丸，用于肾不化气，清浊不分，小便频数等。

4.3.2　针灸

4.3.2.1　实证

4.3.2.1.1　治法：清热利湿，行气活血。取足太阴、太阳、任脉经穴为主。针用泻法，不灸。

4.3.2.1.2　处方：三阴交　阴陵泉　膀胱俞　中极

4.3.2.2　虚证

4.3.2.2.1　治法：温补脾肾，益气启闭。取足少阴、太阳、背俞和任脉经穴。针用补法或灸。

4.3.2.2.2　处方：阴谷　肾俞　三焦俞　气海　委阳　脾俞

4.4　西医治疗原则

4.4.1　控制血糖至理想水平，有利于治疗糖尿病神经源性膀胱。

4.4.2　甲基卡巴胆碱、α受体阻滞剂。

4.4.3　导尿与排尿训练。

4.4.4　严重者可通过外科手术膀胱造瘘。

4.4.5　预防及治疗感染。

糖尿病合并心脏病

1 概述

糖尿病合并心脏病是指糖尿病并发或伴发的心脏血管系统的病变，涉及心脏大、中、小、微血管损害。包括非特异性冠状动脉粥样硬化性心脏病（冠心病），微血管病变性心肌病和心脏自主神经功能失调所致的心律失常和心功能不全（见自主神经病变章节）。

糖尿病合并心脏病的发病机制尚未阐明，但持续性高血糖、脂代谢紊乱、高血压、血液黏度增高、中心性肥胖、胰岛素抵抗、高胰岛素血症、微量蛋白尿及吸烟等是导致心脏病变的重要因素。糖尿病合并冠心病是心脏冠状动脉粥样硬化，血管内皮功能紊乱，脂质或脂蛋白进入血管壁沉着形成斑块，管腔狭窄或闭塞，血流量减少，心脏组织缺血和坏死，以弥漫性、多支同时发生病变为特点。糖尿病性心肌病是心肌细胞的损害，以心肌微血管内皮细胞增生，微血管狭窄或阻塞，心肌组织缺血缺氧，心肌纤维化，致心室肥厚、心脏扩大，后期则心功能不全。本病发病率高，是同龄非糖尿病心脏病发病率的2～4.5倍，糖尿病患者死于心血管病者高达70%～80%，病程进展快，预后差。

糖尿病合并心脏病属于中医“心悸”、“胸痹心痛”、“真心痛”、“水肿”等范畴。

2 病因病机

2.1 发病因素

糖尿病合并心脏病、糖尿病并发或伴发心脏病为糖尿病迁延日久，累及心脏，因心气阴虚或心脾两虚，致痰浊、瘀血内阻心络，或素体心阴阳亏虚，或久病而致心肾阳虚。发病初期为心之气阴不足、心脾两虚，心脉失养，或脾虚痰浊闭阻，胸阳不振；渐至伤及肝、肾，血瘀阻塞心络，心之络脉绌急；病变晚期，心气衰微，水饮停聚，痰、瘀、水互结，络脉受阻，甚或阴损及阳，阴竭阳绝，阴阳离决。

2.2 病机及演变规律

糖尿病合并心脏病初期临床症状多不明显，仅有缺血性心电图改变。大多数患者可见心悸气短、头晕乏力、胸闷或疼痛；进而胸痛彻背、背痛彻心，甚则心胸猝然大痛；或见晕厥，病变后期肢冷汗出、尿少水肿；重者腹大胀满、喘促不能平卧。根据病机演变和临床症状特征分三个阶段：

2.2.1 发病初期

糖尿病经久不愈，心脏气阴耗伤，心阴不足，心火偏旺，心神不宁；或心脾两虚，气血亏虚，心脉失养则心悸、怔忡。脾虚失运，肺失治节，肾气失司，痰浊内生；或因阴虚燥热，灼津成痰，痰浊闭阻，气机不利，胸阳不振，弥漫心胸，发为胸痹。

2.2.2 病变进展期

“久病入络”，“久病必虚”，“久病必瘀”，气虚血瘀，血运不畅，或气滞血瘀，心络瘀阻，不通则痛，故胸中刺痛，甚者胸痛彻背、背痛彻心。阴损及阳，心脾阳虚，寒凝血瘀，阻闭心脉，则发为胸痹心痛。病情进一步发展，络脉绌急，心络瘀塞不通，可见心胸猝然大痛，而发真心痛。

2.2.3 病变晚期

糖尿病累及心脏日久，脾虚湿阻，阴阳俱虚，痰湿内盛，血液凝滞，痰瘀稽留脉络，瘀血与痰浊凝聚，壅塞心络；或由虚损至衰微，脏腑血脉瘀阻不通，肺络瘀阻，肺气受遏，失其肃降，心肾阳虚，水邪内停，水饮上凌心肺，则喘息、四肢逆冷青紫、尿少、水肿；重则虚阳欲脱，阴竭阳绝，阴阳离决而见大汗淋漓、四肢厥冷、脉微欲绝等。

2.3 病位、病性

糖尿病合并心脏病病位在心，涉及肺、脾、肝、肾。病性为本虚标实，虚实夹杂，以气血阴阳亏虚为本，以气滞、痰浊、血瘀、寒凝为标。

3 诊断

3.1 临床表现

3.1.1 症状

3.1.1.1 心悸，胸闷，胸痛，气短，乏力。

3.1.1.2 心绞痛

胸部有绞痛、紧缩、压迫或沉重感，由胸骨后放射到颈、上腹或左肩，持续时间3~5分钟，休息或含服硝酸甘油后2~3分钟缓解，但糖尿病患者心绞痛常不典型。

3.1.1.3 无痛性心肌梗死

心肌梗死面积大，透壁心梗多，因心脏自主神经病变，痛觉传入神经功能减弱，其中24%~42%胸痛不明显，表现为无痛性心肌梗死，或仅有恶心呕吐、疲乏、呼吸困难、不能平卧等不同程度的左心功能不全。有的起病突然，迅速发展至严重的心律失常或心源性休克或昏迷状态而发生猝死。

3.1.2 体征

心电图特异性改变，早期心尖区可闻及第四心音，第一心音低钝，P_2亢进，二尖瓣关闭不全，并可闻及收缩期杂音，双肺底湿性啰音。心脏扩大，左心室收缩、舒张功能障碍，中期75%的患者有不同程度的左室功能不全，后期30%的患者伴有右心衰和体循环瘀血征象。

3.2 理化检查

3.2.1 心电图

左心室各导联的波形呈ST段压低，T波低平或倒置或双相。急性心肌梗死ST段抬高，病理性Q波或无Q波，心动过速，心房纤颤，多源性室性早搏，房室传导阻滞等心律失常改变。

3.2.2 冠状动脉造影

多支冠状动脉狭窄病变是糖尿病合并冠心病的特点，管腔狭窄，直径缩小70%~75%以上会严重影响供血，直径缩小50%~70%也有一定的临床意义。

3.2.3 超声心动图检查

评价左心室舒张功能。心脏普遍扩大，以左室为主，并有舒张末期和收缩末期内径增大，室壁运动呈阶段性减弱、消失或僵硬，对心肌病变具有诊断价值。

3.2.4 心功能检查

收缩前期（PEP）延长，左室射血时间（LVET）及PEP/LVET比值增加。

3.3 诊断标准

糖尿病合并心脏病的诊断应根据糖尿病史、临床表现、理化检查，以及心脏功能等全面综合才能作出诊断。

3.3.1 糖尿病冠心病

3.3.1.1 糖尿病史，年龄大于40岁。

3.3.1.2 有心绞痛表现，常不典型。

3.3.1.3 有明显诱因，如劳累、情绪变化。

3.3.1.4 心电图有典型或不典型心肌缺血，休息时心电图心肌缺血的意义大于非糖尿病病人。糖尿病心肌梗死大多有不典型心电图，可表现为ST段抬高或非ST段抬高及有Q波或无Q波心肌梗死。

3.3.1.5 心肌梗死可检测到心脏标记物（肌钙蛋白T或I，血清酶改变）。

3.3.1.6 具有两条以上冠心病危险因子，如高血压、高脂血症、尿微量白蛋白升高、高胰岛素血症、吸烟、家族史。

3.3.2 糖尿病心肌病

3.3.2.1 症状：糖尿病伴心悸、胸闷、气短、乏力、呼吸困难、紫绀、浮肿。

3.3.2.2 心电图改变：房室传导阻滞及室内传导阻滞，室性早搏，心房纤颤，左心室扩大，有的只有 ST 改变。

3.3.2.3　胸部 X 线摄片：心脏扩大，肺瘀血。

3.3.2.4　超声心动图：左心室扩大，室壁运动减弱、消失或僵硬，心功能下降。

3.3.2.5　心功能检查：收缩前期（PEP）延长，左室射血时间（LVET）及 PEP/LVET 比值增加。

3.3.2.6　除外其他器质性心肌病者。

3.4　鉴别诊断

3.4.1　非糖尿病性冠心病

可通过病史、血糖、糖化血红蛋白检查予以鉴别。

3.4.2　急性心肌梗死应激状态高血糖

急性心肌梗死时机体通过垂体－肾上腺系统，促使肾上腺皮质激素大量分泌及肾上腺髓质激素分泌增加，拮抗胰岛素，使血糖上升，糖耐量减低，但随着病情好转，3～6 个月可恢复正常。

4　治疗

4.1　基础治疗

宜清淡低盐，勿食过饱，保持大便通畅，饮食以适量米、麦、杂粮为宜，配以蔬菜、豆类、瘦肉、鸡蛋等，定时定量进餐。避免吸烟、饮酒、浓茶及刺激食品。

发作期患者应立即卧床休息；缓解期患者要注意适当休息，保证充足睡眠，坚持力所能及的活动，做到动中有静。

重视精神调摄，避免过于激动，不宜大怒、大喜、大悲，保持心情愉快。

4.2　辨证论治

辨别虚实，分清标本。本病以气血阴阳两虚为本，气滞、痰浊、血瘀、寒凝为标。本虚者心胸隐痛而闷，因劳累而发，多属心气不足；绞痛兼见胸闷气短，四肢厥冷，则为心阳不振；隐痛时作时止，缠绵不休，动则多发，则属气阴两虚。标实者闷重而痛轻，兼见胸胁胀痛者多属气滞；胸部窒闷而痛，多属痰浊；胸痛如绞，遇寒则发，为寒凝心脉；刺痛固定不移，夜间多发，舌紫暗或有瘀斑，由心脉瘀滞所致。此外，还有虚实夹杂证，临证时应予详细辨别。虚证当以益气养阴为主，根据兼瘀、痰、寒、水的不同，分别采用活血通络、健脾祛痰、宣痹通阳、祛寒通络、温阳利水等标本同治的原则。病到后期，虚中有实，病情复杂，则宜标本兼顾，攻补兼施。

4.2.1　气阴两虚证

症状：胸闷隐痛，时作时止，心悸气短，神疲乏力，气短懒言，自汗，盗汗，口干欲饮，舌偏红或舌淡暗，少苔，脉虚数或细弱无力或结代。

治法：益气养阴，活血通络。

方药：生脉散（《内外伤辨惑论》）加减。

太子参　麦冬　五味子　三七　丹参

加减：口干甚，虚烦不得眠加天冬、酸枣仁；气短加黄芪、炙甘草。

4.2.2　痰浊阻滞证

症状：胸闷痛如窒，痛引肩背，心下痞满，倦怠乏力，肢体重着，形体肥胖，痰多，舌体胖大或边有齿痕，舌质淡或暗淡，苔厚腻或黄腻，脉滑。

治法：化痰宽胸，宣痹止痛。

方药：瓜蒌薤白半夏汤（《金匮要略》）加减。

瓜蒌　薤白　半夏　白酒　干姜

加减：痰热口苦加黄连。

4.2.3　心脉瘀阻证

症状：心痛如刺，痛引肩背、内臂，胸闷心悸，舌质紫暗，脉细涩或结代。

治法：活血化瘀，通络止痛。

方药：血府逐瘀汤（《医林改错》）加减。

桃仁　当归　红花　赤芍　牛膝　川芎　柴胡　桔梗　枳壳　生地黄　甘草

加减：心痛甚加三七、延胡索、丹参；脉结代可加炙甘草、人参、桂枝。

4.2.4　阴阳两虚证

症状：眩晕耳鸣，心悸气短，大汗出，畏寒肢冷，甚则晕厥，舌淡，苔薄白或如常，脉弱或结代。

治法：滋阴补阳。

方药：炙甘草汤（《伤寒论》）加减。

炙甘草　生地黄　人参　桂枝　生姜　阿胶　麦冬　火麻仁　当归

加减：五心烦热加女贞子、旱莲草；畏寒肢冷甚加仙茅、仙灵脾。

4.2.5　心肾阳虚证

症状：猝然心痛，宛若刀绞，胸痛彻背，胸闷气短，畏寒肢冷，心悸怔忡，自汗出，四肢厥逆，面色㿠白，舌质淡或紫暗，苔白，脉沉细或沉迟。

治法：益气温阳，通络止痛。

方药：参附汤（《校注妇人良方》）合真武汤（《伤寒论》）加减。

人参　附子　白术　茯苓　白芍

加减：面色苍白、四肢厥逆加大人参、制附子用量；大汗淋漓加黄芪、煅龙骨、煅牡蛎。

4.2.6　水气凌心证

症状：气喘，咳嗽吐稀白痰，夜睡憋醒，或夜寐不能平卧，心悸，动辄加剧，畏寒，肢冷，腰酸，尿少，面色苍白或见青紫，全身水肿，舌淡胖，苔白滑，脉沉细或结代。

治法：温阳利水。

方药：葶苈大枣泻肺汤（《金匮要略》）合真武汤（《伤寒论》）加减。

葶苈子　制附子　茯苓　白术　人参　白芍　桂枝　五加皮

加减：胸腹水加桑白皮、大腹皮。

4.3　其他疗法

4.3.1　中成药

4.3.1.1　口服药物

通心络胶囊，适用于冠心病心绞痛属心气虚乏，血瘀络阻证。症见胸部憋闷、刺痛、绞痛、固定不移等。

地奥心血康胶囊，用于冠心病、心绞痛，以及瘀血内阻之胸痹、眩晕、气短、心悸等。

速效救心丸，适用于气滞血瘀型冠心病、心绞痛。

参松养心胶囊，适用于冠心病心律失常属气阴两虚，心络瘀阻证。

芪苈强心胶囊，适用于轻、中度心功能衰竭属阳气虚乏，络瘀水停证。

复方丹参滴丸，适用于气滞血瘀所致的胸痹，症见胸闷、心前区刺痛等。

4.3.1.2　中药注射剂

复方丹参注射液，用于胸中憋闷、心绞痛等。

参麦注射液，用于气阳虚型之休克、冠心病等。

参附注射液，用于阳气暴脱的厥脱（休克）等。

4.3.2　针灸

4.3.2.1 心律失常

主穴：心俞 巨阙 内关 神门

功用：宁心安神，定悸。

手法：平补平泻法，阳虚和血瘀者用温法。

4.3.2.2 冠心病心绞痛

主穴：巨阙 膻中 心俞 厥阴俞 膈俞 内关

功用：益气活血，通阳化浊。

手法：捻转手法，久留。

4.3.2.3 慢性心力衰竭

主穴：心俞 厥阴俞 膏肓俞 膻中 内关

功用：补心气，温心阳。

手法：先泻后补或配灸法。

4.4 西医治疗原则

4.4.1 控制危险因素

包括糖代谢紊乱、高血压、高血脂和吸烟。

4.4.1.1 糖尿病基础治疗，口服降糖药或胰岛素治疗。

4.4.1.2 控制高血压。

4.4.1.3 调节血脂，应根据血脂谱有针对性地选择降血脂药物。

4.4.2 糖尿病冠心病

4.4.2.1 抗血小板治疗，首选水杨酸类药物。抗凝治疗可选普通肝素、低分子肝素。

4.4.2.2 β受体阻滞剂在无禁忌证时，不论有无心肌梗死均可应用；若有禁忌证时，可联用长效二氢吡啶类钙通道阻滞剂或长效硝酸盐制剂。

4.4.2.3 硝酸酯类药物舌下含服或使用硝酸酯类喷雾剂，随后静脉滴注，缓解心绞痛。

4.4.2.4 钙通道阻滞剂。

4.4.2.5 冠状动脉重建术。

4.4.3 糖尿病急性心肌梗死

4.4.3.1 一般治疗

急性心肌梗死病人均应进入CCU病房，吸氧，心电图和血压监测，解除焦虑。

4.4.3.2 解除疼痛

首选麻醉镇痛药，如阿片类，也可使用硝酸酯类静脉点滴。

4.4.3.3 心肌再灌注

有溶栓适应证者应尽早使用纤维蛋白溶解剂和组织型纤溶酶原激活剂，同时，减少再梗死。

4.4.3.4 其他治疗

前壁急性心肌梗死尽早使用ACE抑制剂、β受体阻滞剂，可减少急性心肌梗死的死亡率。

4.4.3.5 并发症处理

严重心律失常、心力衰竭或心源性休克时应及时处理。伴有左心室收缩功能不全者宜用血管紧张素转换酶抑制剂（ACEI）。

4.4.4 心功能不全

4.4.4.1 非药物治疗

心衰限制体力活动、低盐饮食。

4.4.4.2 心力衰竭的治疗

选用利尿剂和（或）硝酸酯类药物；若出现窦性心动过速，加用钙通道阻滞剂；快速房颤可使用洋地黄类药物，避免使用血管扩张剂。

4. 4. 4. 3　晚期左心衰竭的治疗

选用 ACEI 类；利尿剂改善充血症状和消除水肿；洋地黄类；其他正性肌力药物；扩张血管药物；其他辅酶 Q_{10}、多种维生素等。

糖尿病合并脑血管病

1 概述

糖尿病合并脑血管病为糖尿病并发的系列脑血管疾病，其中以脑动脉粥样硬化所致缺血性脑病最为常见，糖尿病脑血管病变的发病机制较为复杂，且尚未完全阐明，主要与糖尿病代谢紊乱，内分泌失调，血液高凝状态，微血管病变以及吸烟、肥胖等因素有关，如短暂性脑缺血发作（TIA）、腔隙性脑梗死、多发性脑梗死、脑血栓形成等。糖尿病合并脑血管病的患病率为16.4%～18.6%，高于非糖尿病人群，其中脑出血的患病率低于非糖尿病人群，而脑梗死的患病率为非糖尿病人群的4倍。糖尿病患者脑卒中的死亡率、病残率、复发率较高，病情恢复慢。

本病属中医“中风”、“偏枯”、“头痛”等范畴。

2 病因病机

2.1 发病因素

糖尿病日久，气阴两虚，心、肝、肾三脏阴阳失调，加之劳倦内伤，忧思恼怒，肥甘厚味，变生痰瘀，痰热内蕴；或外邪侵袭等诱因，以致气血运行受阻，肌肤筋脉失于濡养；风痰瘀血，上犯清空，神气闭阻所致。

2.2 病机及演变规律

糖尿病合并脑血管病的发生，主要在于糖尿病日久，气阴两虚，气虚运血无力，气虚运化无力，变生痰瘀，阻于脑脉，窍络窒塞，气血不相接续，神机失用；或阴亏于下，肝阳暴张，阳亢风动，血随气逆，夹痰夹火，横窜经隧，夹风动肝，风痰瘀血，上犯清空，蒙蔽清窍，而形成上实下虚，阴阳互不维系，闭脑卒中，神机失用。

2.3 病位、病性

糖尿病合并脑血管病病位在脑，涉及心、肝、肾诸脏；其病理因素有虚、火、风、痰、气、血六端，病性多为本虚标实，上盛下虚。

3 诊断

3.1 临床表现

3.1.1 症状

3.1.1.1 前驱症状

主要表现为头晕、头痛、记忆力减退、肢体感觉异常或乏力、语言不利等。

3.1.1.2 发作时表现

突然肢体偏瘫，或肢体突然变得痿软无力，或头痛较剧，伴恶心、呕吐，或意识丧失，或有抽搐。

3.1.2 体征

根据梗死或出血部位、面积大小的不同可有不同的症状和体征。

3.2 理化检查

3.2.1 影像学检查

可以直观地显示脑梗死或脑出血的范围、部位、性质等。

3.2.2 腰穿检查

脑出血破入脑室或蛛网膜下腔时，腰穿可见血性脑脊液。

3.3 诊断标准

3.3.1 诊断要点

3.3.1.1 既往有糖尿病史，或在发病过程中确诊为糖尿病。

3.3.1.2 缺血性脑血管疾患

3.3.1.2.1 可有前驱的短暂脑缺血发作史。

3.3.1.2.2 多数在静态下急性起病，动态起病者以心源性脑梗死多见，部分病例在发病前可有TIA发作。

3.3.1.2.3 病情多在几小时或几天内达到高峰，部分患者症状可进行性加重或波动。

3.3.1.2.4 临床表现决定于梗死灶的大小和部位，主要为局灶性神经功能缺损的症状和体征，如偏瘫、偏身感觉障碍、失语、共济失调等，部分可有头痛、呕吐、昏迷等全脑症状。

3.3.1.2.5 血液检查，如血小板、凝血功能、血糖等。

3.3.1.2.6 脑的影像学检查可以直观地显示脑梗死的范围、部位、血管分布、有无出血、陈旧和新鲜梗死灶等，帮助临床判断组织缺血后是否可逆、血管状况，以及血流动力学改变。帮助选择溶栓患者、评估继发出血的危险程度。

3.3.1.3 出血性脑血管疾患

3.3.1.3.1 多在动态下急性起病。

3.3.1.3.2 突发局灶性神经功能缺损症状，可伴有血压增高、意识障碍和脑膜刺激征。

3.3.1.3.3 血液检查可有血糖升高等。

3.3.1.3.4 影像学检查，如头颅CT扫描、头颅MRI检查。

3.3.1.3.5 脑出血破入脑室或蛛网膜下腔时，腰穿可见血性脑脊液。

3.4 鉴别诊断

3.4.1 脑卒中伴应激性高血糖

除有确切的糖尿病病史外，部分患者无相关病史，急性起病应激情况下血糖升高，应进一步检查血糖、OGTT、糖化血红蛋白或果糖胺以确诊有无糖尿病。

3.4.2 颅内占位性病变

结合影像学检查一般可以鉴别。

3.4.3 颅脑外伤

一般有明确的外伤史。

4 治疗

4.1 基础治疗

中风急性期应绝对保持安静，减少搬运。恢复期保持起居适宜，顺应四时，保精养生。可以进行适当的体育锻炼，如五禽戏、气功、太极拳等有助于身体恢复和预防复发。

4.2 辨证论治

首辨病位深浅，邪中经络者浅，中脏腑者深。二辨病程的急性期、恢复期、后遗症期等不同阶段。三辨标本主次，虚、火、风、痰、气、血六端的盛衰变化。四辨病势的顺逆，根据不同的表现分别予以治标、治本或标本同治。

4.2.1 中经络

4.2.1.1 肝阳暴亢证

症状：半身不遂，舌强言謇，口舌㖞斜，眩晕头痛，面红目赤，心烦易怒，口苦咽干，便秘尿黄，舌红或绛，苔黄或燥，脉弦有力。

治法：平肝潜阳。

方药：天麻钩藤饮（《杂病证治新义》）加减。

天麻　钩藤　石决明　栀子　黄芩　川牛膝　杜仲　桑寄生　益母草　夜交藤　朱茯神

加减：面红烦热加栀子、丹皮；失眠加龙齿、生牡蛎。

4.2.1.2 风痰阻络证

症状：半身不遂，口舌㖞斜，舌强言謇，肢体麻木或手足拘急，头晕目眩，舌苔白腻或黄腻。

治法：化痰熄风。

方药：导痰汤（《校注妇人良方》）合牵正散（《杨氏家藏方》）加减。

半夏　陈皮　枳实　茯苓　制天南星　白附子　僵蚕　全蝎

加减：痰涎壅盛、苔黄腻、脉滑数，加天竺黄、竹沥；头晕目眩加天麻、钩藤。

4.2.1.3　痰热腑实证

症状：半身不遂，舌强不语，口舌㖞斜，口黏痰多，腹胀便秘，午后面红烦热，舌红，苔黄腻或灰黑，脉弦滑大。

治法：清热攻下，化痰通络。

方药：星蒌承气汤（《验方》）加减。

生大黄　芒硝　胆南星　全瓜蒌

加减：腹胀便秘加枳实、厚朴；偏瘫、失语，加白附子、地龙、全蝎。

4.2.1.4　气虚血瘀证

症状：半身不遂，肢体软弱，偏身麻木，舌㖞语謇，手足肿胀，面色㿠白，气短乏力，心悸自汗，舌质暗淡，苔薄白或白腻，脉细缓或细涩。

治法：补气行瘀。

方药：补阳还五汤（《医林改错》）加减。

生黄芪　当归尾　川芎　赤芍　桃仁　红花　地龙

加减：语言謇涩可选加石菖蒲、白附子、僵蚕等；吐痰流涎，加制半夏、石菖蒲、制天南星、远志。

4.2.1.5　阴虚风动证

症状：半身不遂，肢体软弱，偏身麻木，舌㖞语謇，心烦失眠，眩晕耳鸣，手足拘挛或蠕动，舌红或暗淡，苔少或光剥，脉细弦或数。

治法：滋阴熄风。

方药：大定风珠（《温病条辨》）加减。

白芍　阿胶　生龟板　生鳖甲　生牡蛎　五味子　干地黄　鸡子黄　火麻仁　麦冬　甘草

加减：头痛、面赤，加牛膝、代赭石。

4.2.2　中脏腑

4.2.2.1　痰火闭窍证

症状：突然昏倒，昏愦不语，躁扰不宁，肢体强直，项强；痰多息促，两目直视，鼻鼾身热，大便秘结；甚至抽搐，拘急，角弓反张，舌红，苔黄厚腻，脉滑数有力。

治法：清热涤痰开窍。

方药：导痰汤（《校注妇人良方》）送服至宝丹（《太平惠民和剂局方》）或安宫牛黄丸（《温病条辨》）加减。

半夏　制天南星　陈皮　枳实　茯苓　甘草

加减：抽搐强直，合镇肝熄风汤（《医学衷中参西录》）加减，或加山羊角、珍珠母，大便干结加大黄、芒硝、瓜蒌仁。

4.2.2.2　痰湿蒙窍证

症状：神昏嗜睡，半身不遂，肢体瘫痪不收，面色晦垢，痰涎涌盛，四肢逆冷，舌质暗淡，苔白腻，脉沉滑或缓。

治法：燥湿化痰，开窍通闭。

方药：涤痰汤（《奇效良方》）合苏合香丸（《太平惠民和剂局方》）加减。

制天南星　制半夏　枳实　陈皮　竹茹　石菖蒲　党参　甘草

加减：痰涎壅盛、苔黄腻、脉滑数，加天竺黄、竹沥。

4. 2. 2. 3　元气衰败证

症状：神昏，面色苍白，瞳神散大，手撒肢厥，二便失禁，气息短促，多汗肤凉，舌淡紫或萎缩，苔白腻，脉散或微。

治法：温阳固脱。

方药：参附汤（《校注妇人良方》）加减。

人参　炮附片　生姜　大枣

加减：汗出不止加山茱萸、黄芪、煅龙骨、煅牡蛎。

4. 2. 3　后遗症期

4. 2. 3. 1　半身不遂

4. 2. 3. 1. 1　肝阳上亢，脉络瘀阻证

症状：眩晕目眩，面赤耳鸣，肢体偏废，强硬拘急，舌红，苔薄黄，脉弦有力。

治法：平肝熄风，活血舒筋。

方药：天麻钩藤饮（《杂病证治新义》）加减。

天麻　钩藤　石决明　栀子　黄芩　川牛膝　杜仲　桑寄生　益母草　夜交藤　朱茯神

4. 2. 3. 1. 2　气血两虚，瘀血阻络证

症状：面色萎黄，体倦神疲，患侧肢体缓纵不收，软弱无力，舌体胖，质紫暗，苔薄。

治法：补气养血，活血通络。

方药：补阳还五汤（《医林改错》）加减。

生黄芪　川芎　赤芍　桃仁　红花　地龙

4. 2. 3. 2　音喑

4. 2. 3. 2. 1　肾虚音喑

症状：音喑，心悸气短，下肢软弱，阳痿遗精早泄，腰膝酸软，耳鸣，夜尿频多，舌质淡体胖，苔薄白，脉沉细。

治法：滋阴补肾，开音利窍。

方药：地黄饮子（《黄帝素问宣明论方》）加减。

熟地黄　巴戟天　山茱萸　五味子　肉苁蓉　远志　附子　肉桂　茯苓　麦冬　石菖蒲

4. 2. 3. 2. 2　痰阻音喑

症状：舌强语謇，肢体麻木，或见半身不遂，口角流涎，舌红，苔黄，脉弦滑。

治法：祛风化痰，宣窍通络。

方药：解语丹（《医学心悟》）加减。

胆南星　远志　石菖蒲　白附子　全蝎　天麻　天竺黄　郁金

4. 2. 3. 3　口眼㖞斜

症状：口眼㖞斜，语言謇涩不利，舌红苔薄，脉弦细。

治法：化痰通络。

方药：牵正散（《杨氏家藏方》）加减。

白附子　僵蚕　全蝎

4. 2. 3. 4　痴呆

4. 2. 3. 4. 1　髓海不足证

症状：头晕耳鸣，腰脊酸软，记忆模糊，神情呆滞，动作迟钝，肢体痿软，舌淡苔白，脉沉细弱，两尺无力。

治法：补精益髓。

方药：补天大造丸（《杂病源流犀烛》）加减。

紫河车　熟地黄　枸杞子　杜仲　白术　生地黄　牛膝　五味子　黄柏　茴香　当归　党参　远志

4.2.3.4.2　肝肾亏损证

症状：头晕眼花，耳鸣，腰膝酸软，颧红盗汗，舌红少苔，脉弦细数。

治法：滋补肝肾，安神定志。

方药：左归丸（《景岳全书》）加减。

熟地黄　鹿角胶　龟板胶　山药　枸杞子　山茱萸　牛膝　菟丝子

4.3　其他疗法

4.3.1　中成药

4.3.1.1　口服药物

银杏叶片，适用于瘀血阻络引起的胸痹、心痛、中风、半身不遂等。

4.3.1.2　中药注射液

清开灵注射液，用于热病神昏，中风偏瘫，神志不清等。

醒脑静注射液，用于热入营血，内陷心包，高热烦躁，神昏谵语等。

4.3.2　针灸

4.3.2.1　体针

取内关、神门、三阴交、天柱、尺泽、委中等穴。语謇加金津、玉液放血；口呙流涎，配颊车透地仓、下关透迎香；上肢取肩髃、曲池、外关、合谷；下肢加环跳、阳陵泉、足三里、昆仑；血压高加内庭、太冲。

4.3.2.2　耳针

取皮质下、脑点、心、肝、肾、神门及瘫痪等相应部位，每次3～5穴，中等刺激，每次15～20分钟。

4.3.2.3　头针

取对侧运动区为主。

4.3.2.4　穴位注射

取穴肩髎、曲池、合谷、手三里、环跳、阳陵泉、髀关、解溪等，轮流选用，每穴注射当归注射液、丹参注射液等1～2ml。

4.3.3　推拿

上肢取大椎、肩髎、臂臑、曲池、手三里、大陵、合谷；下肢取命门、阳关、居髎、环跳、阴市、阳陵泉、足三里、委中、承山、昆仑。用推、拿、按、搓、摇等手法。

4.3.4　康复锻炼

4.4　西医治疗原则

4.4.1　急性期

4.4.1.1　增进血供、氧供及其利用，减少梗死区或半暗淡区，包括降低颅内压、改善血循环、促进脑细胞代谢、增加组织细胞供氧等。脑出血量较大或压迫重要部位时应考虑及时手术治疗。

4.4.1.2　降低脑代谢：尤其是发热、高血糖等增高的代谢。

4.4.1.3　防止并发症：如高渗性昏迷、肺部感染、消化道出血、中枢性高热、癫痫、脑心综合征、尿失禁等。

4.4.1.4　预防复发：及早开展康复治疗。发病超过 1 ~ 3 个月后的陈旧性脑卒中，任何治疗均难收显效。

4.4.2　恢复期

体疗、针灸、理疗等促进功能恢复，同时使用防止复发药物。

糖尿病足

1 概述

糖尿病足（DF）是指糖尿病患者由于合并神经病变及各种不同程度末梢血管病变而导致下肢感染、溃疡形成和（或）深部组织的破坏。其临床特点为早期肢端麻木、疼痛、发凉和（或）有间歇性跛行、静息痛，继续发展则出现下肢远端皮肤变黑、组织溃烂、感染、坏疽。由于此病变多发于四肢末端，因此又称为“肢端坏疽”。现代医学认为DF的发病与糖尿病并发血管病变、神经病变、肌腱病变、感染及多种诱因有关。其病理基础是动脉粥样硬化、毛细血管基膜增厚、内皮细胞增生、红细胞变形能力下降、血小板聚积黏附力增强、血液黏稠度增加、中小动脉管腔狭窄或阻塞、微循环发生障碍，致使组织器官缺血、缺氧及同时并发神经病变等造成坏疽。DF溃疡使患者生活质量严重下降，且治疗相当困难，治疗周期长，医疗费用高。西方国家中，约有15%的糖尿病患者在一生中会发生足溃疡，美国每年有6.5%的DF病患者需要截肢，为非糖尿病患者的10倍以上。国内1992年回顾性调查显示DF患者占住院糖尿病患者的12.4%，截肢率为7.3%，近年来有增加趋势。

本病属中医“筋疽”、“脱疽”等范畴。

2 病因病机

2.1 发病因素

糖尿病日久，耗伤气阴，五脏气血阴阳俱损，肌肤失养，血脉瘀滞，日久化热，灼伤肌肤和（或）感受外邪致气滞、血瘀、痰阻、热毒积聚，以致肉腐骨枯所致。若过食肥甘、醇酒厚味，损伤脾胃，致湿浊内生，湿热互结，气血运行不畅，络脉瘀阻，四肢失养；或脾运失常，痰湿内停，阻遏气机，气滞血瘀，久而化热，热盛肉腐；或肝阴亏虚，疏泄失职，气血瘀滞，郁久化热，热瘀相合，筋烂肉腐；或年高脏腑功能失调，正气不足，肝肾之气渐衰，水亏火炽，火毒炽盛，热灼营血；复因感受外邪及外伤等诱因，致皮肤经脉受损，局部瘀血阻滞，瘀久化火，蕴热湿毒灼烁脉肉、筋骨而发为坏疽、溃疡。

2.2 病机及演变规律

DF病程较长，病机复杂，根据其病机演变和症状特征分为三个阶段。

2.2.1 早期

气阴两虚，脉络闭阻。本病因糖尿病日久，耗气伤阴，气虚则血行无力，阴虚则热灼津血，血行涩滞，均可酿成血瘀，瘀阻脉络，气血不通，阳气不达，肢端局部失养而表现为肢冷、麻木、疼痛。

2.2.2 中期

湿热瘀毒，化腐成疽。若燥热内结，营阴被灼，络脉瘀阻；或患肢破损，外感邪毒，热毒蕴结；或肝经湿热内蕴，湿热下注，阻滞脉络；或脉络瘀血化热，淫气于筋，发于肢末，则为肢端坏疽，而致肉腐、筋烂、骨脱。若毒邪内攻脏腑，则高热神昏，病势险恶。

2.2.3 晚期

若迁延日久，气血耗伤，正虚邪恋，伤口迁延难愈。表现为虚实夹杂，以肝肾阴虚或脾肾阳虚夹痰瘀湿阻为主。病情发展至后期则阴损及阳，阴阳两虚，阳气不能敷布温煦，致肢端阴寒凝滞，血脉瘀阻而成。若治疗得当，正气复，气血旺，毒邪去，则可愈合。

2.3 病位、病性

DF为本虚标实之证，以气血阴阳亏虚为本，以湿热、邪毒、络阻、血瘀为标，病位在血、脉、筋。

3 诊断

3.1 临床表现

3.1.1 症状特点

3.1.1.1 缺血

早期皮肤瘙痒，干燥，蜡样改变，弹性差，汗毛脱落，皮温降低；皮色苍白或紫红或色素沉着；趾甲因营养障碍而生长缓慢、变形、肥厚、脆裂，失去光泽；小腿和足部肌肉萎缩，肌张力差等；患足发凉、怕冷、麻木、疼痛，在寒冷季节或夜间加重，趺阳脉可触及或明显减弱或不可触及，肢体抬高试验为阳性。可首先出现间歇性跛行，缺血加重出现静息痛，严重者出现干性坏疽，归属于脱疽的范畴。

3.1.1.2 感染

足部或肢体远端局部软组织皮肤糜烂，初为水疱或浅溃疡，继之溃烂深入肌腱和肌层，破坏骨质，组织坏死腐烂，形成脓腔和窦道，排出秽臭分泌物，周围呈增生性实性肿胀，以湿性坏疽为主，归属于筋疽的范畴。

3.1.1.3 周围神经病变

主要包括运动障碍足、无痛足和灼热足综合征。运动障碍足主要由于营养某一神经根或神经干的血管病变，而使该神经支配区域感觉障碍和运动减弱或消失，以致肌肉萎缩、膝腱反射减弱或消失。无痛足是指袜套型感觉迟钝和麻木，震颤感觉和精密触觉减弱，容易被轻度的外伤或自伤而致组织破损感染。灼热足综合征典型症状是痛觉敏感，患处针刺样、刀割样、烧灼样疼痛，夜间或遇热时加重。

3.1.1.4 骨损

主要为夏科关节和骨质疏松。夏科关节是一种由于周围神经病变、痛觉消失、负重受压导致关节韧带损伤、骨与关节囊破坏而形成的关节畸形综合征。好发部位为足和踝关节，表现为软组织肿胀、轻微疼痛、跖骨头下陷、跖趾关节弯曲、关节半脱位畸形，形成弓形足、捶状趾、鸡爪趾、夏科管杂音，深浅反射迟钝或消失。

3.1.2 坏疽的局部表现及分型

按照临床表现可分为湿性坏疽、干性坏疽和混合坏疽。

3.1.2.1 干性坏疽

足部皮肤苍白、发凉，足趾部位有大小与形状不等的黑色区，足趾疼痛，常发生于足及趾的背侧，有时整个足趾或足变黑、变干。此型占DF5.9%～7.5%。

3.1.2.2 湿性坏疽

多由皮肤外伤、烫伤、穿不合适鞋袜、感染等为诱因，早期病位多在足底胼胝区、跖骨头、足跟、足背等足部压力支撑点和易摩擦处。病变程度不一，由浅表溃疡至严重坏疽。局部皮肤充血、肿胀，严重时伴有全身症状，体温升高、食欲不振、恶心、腹胀、心悸、尿少等菌血症或毒血症表现。这是DF的主要类型，占72.5%～76.6%。

3.1.2.3 混合性坏疽

同一肢端的不同部位同时呈现干性坏疽和湿性坏疽。此型病情较重，占18%～20%。

3.1.3 临床分级（见附录A）

3.2 理化检查

3.2.1 实验室检查

3.2.1.1 定期测定空腹和餐后2小时血糖、糖化血红蛋白，以了解糖尿病控制情况。

3.2.1.2 检查血脂、血黏度。

3.2.1.3 血常规检查，了解白细胞计数和分类。

3.2.1.4 坏疽、溃疡处分泌物细菌培养、真菌培养及抗生素药敏试验，帮助选用合适的抗生素进行治疗，尤其注意厌氧菌、真菌感染。

3.2.2 特殊检查

3.2.2.1 下肢血管彩色多普勒超声检查

了解下肢血管（尤其是动脉）内壁的粥样硬化斑块的大小和管腔狭窄或阻塞程度，显示动脉结构及功能异常。检查部位包括足背动脉、胫后动脉、腘动脉和股动脉等。

3.2.2.2 X线检查

可发现肢端骨质疏松、脱钙、骨髓炎、骨质破坏、骨关节病及动脉硬化，也可发现气性坏疽感染后肢端软组织变化，可作为本病患者常规检查。

3.2.2.3 动脉造影

可显示动脉管壁内病变（如血栓、狭窄和闭塞）的部位、范围及侧支循环情况，常用于截肢或血管重建术前血管病变的定位。

3.2.2.4 神经电生理检查

了解神经传导速度。神经传导速度、诱发电位的检测可作为诊断下肢有无周围神经病变和评估神经病变程度的方法之一。

3.2.2.5 微循环检测

3.2.2.6 经皮氧分压

3.2.2.7 血管造影三维重建（CTA）

与超声相比，横切面解剖图在三维成像、显示动脉与周围组织相邻关系上有优势，与动脉造影相比有无创的优势。

3.2.2.8 核磁共振成像（MRI）和核磁共振血管成像（MRA）

适用于能控制好自己身体运动的患者。在敏感性、特异性、阳性预计值和阴性预测值等方面均优于超声多普勒，对于足部脓肿、坏死部位的定位十分精确，可有效指导临床清创和部分截肢手术。

3.2.2.9 足部同位素扫描

在糖尿病足部感染的早期诊断方面优势明显，敏感性较高。其缺点是假阳性率高，并且定位模糊。

3.3 诊断标准

3.3.1 糖尿病患者有肢端血管和（或）神经病变和（或）合并感染者。

3.3.2 糖尿病患者肢端有湿性坏疽或干性坏疽的临床表现和体征，并符合0~5级坏疽标准者。

3.3.3 踝/臂血压指数小于0.9以下者。

3.3.4 超声彩色多普勒检查，提示肢端血管变细，血流量减少造成缺血或坏疽者。

3.3.5 血管造影证实，CTA、MRA提示血管腔狭窄或阻塞，并有临床表现者。

3.3.6 电生理检查，可见周围神经传导速度减慢或肌电图、体感诱发电位异常改变者。

3.3.7 X线检查，可见骨质疏松脱钙、骨质破坏、骨髓炎或关节病变、手足畸形及夏科关节等改变者。

具备前2条，并结合后3~7条中任何1条即可确诊。

3.4 鉴别诊断

3.4.1 血栓闭塞性脉管炎

本病为中小动脉及伴行静脉无菌性、节段性、非化脓性炎症伴腔内血栓形成导致的肢体动脉缺血性疾病。好发于40岁以下的青壮年男性，多有吸烟、寒冻、外伤史。有40%左右的病人同时伴有游走性血栓性浅静脉炎。手足均可发病，表现为疼痛、发凉、坏疽。坏疽多局限于指趾，且以干性坏疽居多，继发感染者，可伴有湿性坏疽或混合性坏疽。X线、造影、CTA、MRA检查显示无动脉硬化，无糖尿病病史。

3.4.2　肢体动脉硬化闭塞症

本病是由于动脉粥样硬化，导致肢体管腔狭窄或闭塞而引起肢体怕凉、间歇性跛行、静息痛，甚至坏死等缺血缺氧临床表现的疾患。本病多发于中老年患者，男性较多，同时伴有心脑动脉硬化、高血压、高脂血症等疾病。病变主要发生于大中动脉，呈节段性，坏疽多为干性，疼痛剧烈，远端动脉搏动减弱或消失。血糖正常。

4　治疗

4.1　基础治疗

DF患者以低糖、高蛋白、高纤维素、适量脂肪为原则。忌食甜食，少食或不食高热量、高胆固醇、低维生素、低矿物质及煎炸食品。多食新鲜蔬菜和藻类食物，增加粗粮的摄入，提高膳食中纤维的含量，如玉米、小米、燕麦片、全麦粉、苦荞麦及豆粉类食物。

适量运动可以控制体重，提高病人身体的综合素质。患者应选择适合自身的运动方式进行锻炼，循序渐进，持之以恒。但要注意减轻足部病变部位的负重和压迫，不可长时间站立，行走时使用拐杖。必要时限制活动，减少体重负荷，抬高患肢，以利于下肢血液回流。此外，还要注意足部的保护，避免足部受伤。

由于DF致残率和截肢率较高，治疗过程长，因此要向患者解释病情，减轻患者恐惧心理，提高战胜疾病的勇气，以解除其思想负担，保持乐观豁达的人生态度，积极配合治疗。

4.1.4　健康教育

指导糖尿病患者足护理和有关健康教育。多数糖尿病患者足部丧失感觉，特别注意避免外伤和热力伤，穿松紧合适的棉袜、大小适中的软底鞋等。

4.2　辨证论治

DF在糖尿病的各个阶段均可以起病，与湿、热、火毒、气血凝滞、阴虚、阳虚或气虚有关，为本虚标实之证。由于本病既有糖尿病和其他合并症的内科疾病的表现，又有足部病变的外科情况，临床处理较为棘手，一旦发病，病情发展急剧，病势险恶。故临证辨治要分清标本，强调整体辨证与局部辨证相结合，注意扶正与祛邪并重。有时全身表现与患足局部症状并不统一，虽然全身表现为一派虚象，局部表现却可能是实证，要根据正邪轻重而有主次之分，或以祛邪为主，或以扶正为主。

4.2.1　内治：重在全身辨证。

4.2.1.1　湿热毒蕴，筋腐肉烂证

症状：足局部漫肿、灼热、皮色潮红或紫红，触之患足皮温高或有皮下积液、有波动感，切开可溢出大量污秽臭味脓液，周边呈实性漫肿，病变迅速，严重时可累及全足，甚至小腿，舌质红绛，苔黄腻，脉滑数，趺阳脉可触及或减弱。

治法：清热利湿，解毒化瘀。

方药：四妙勇安汤（《验方新编》）合茵栀莲汤（奚九一验方）加减。

金银花　玄参　当归　茵陈　栀子　半边莲　连翘　桔梗

加减：热甚加蒲公英、虎杖；肢痛加白芍、木瓜。

4.2.1.2　热毒伤阴，瘀阻脉络证

症状：足局部红、肿、热、痛，或伴溃烂，神疲乏力，烦躁易怒，口渴喜冷饮，舌质暗红或红绛，苔薄黄或灰黑，脉弦数或洪数，趺阳脉可触及或减弱。

治法：清热解毒，养阴活血。

方药：顾步汤（《外科真诠》）加减。

黄芪　石斛　当归　牛膝　紫花地丁　太子参　金银花　蒲公英　菊花

加减：口干、便秘加玄参、生地黄。

4.2.1.3　气血两虚，络脉瘀阻证

症状：足创面腐肉已清，肉芽生长缓慢，久不收口，周围组织红肿已消或见疮口脓汁清稀较多，经久不愈，下肢麻木、疼痛，状如针刺，夜间尤甚，痛有定处，足部皮肤感觉迟钝或消失，皮色暗红或见紫斑，舌质淡红或紫暗或有瘀斑，苔薄白，脉细涩，趺阳脉弱或消失。

治法：补气养血，化瘀通络。

方药：生脉散（《内外伤辨惑论》）合血府逐瘀汤（《医林改错》）加减。

党参　麦冬　当归　川牛膝　桃仁　红花　川芎　赤芍　枳壳　地龙　熟地黄

加减：足部皮肤暗红，发凉，加制附片、川断；疼痛剧烈，加乳香、没药。

4.2.1.4　肝肾阴虚，瘀阻脉络证

症状：病变见足局部、骨和筋脉，溃口色暗，肉色暗红，久不收口，腰膝酸软，双目干涩，耳鸣耳聋，手足心热或五心烦热，肌肤甲错，口唇舌暗，或紫暗有瘀斑，舌瘦苔腻，脉沉弦。

治法：滋养肝肾，活血通络。

方药：六味地黄丸（《小儿药证直诀》）加减。

熟地黄　山茱萸　山药　丹皮　茯苓　三七　鹿角霜　地龙　穿山甲　枳壳

加减：口干、胁肋隐痛不适，加白芍、沙参；腰膝酸软，加女贞子、旱莲草。

4.2.1.5　脾肾阳虚，痰瘀阻络证

症状：足发凉，皮温低，皮肤苍白或紫暗，冷痛，沉而无力，间歇性跛行或剧痛，夜间更甚，严重者趾端干黑，逐渐扩大，腰酸，畏寒肢凉，肌瘦乏力，舌淡，苔白腻，脉沉迟无力或细涩，趺阳脉弱或消失。

治法：温补脾肾，化痰通脉。

方药：金匮肾气丸（《金匮要略》）加减。

制附子　桂枝　地黄　山茱萸　山药　黄精　枸杞子　三七粉(冲)　水蛭粉(冲)　海藻

加减：肢端不温，冷痛明显，重用制附子，加干姜、木瓜；气虚明显，加用黄芪。

4.2.2　外治：重在局部辨证。

4.2.2.1　清创术：主要分为一次性清法和蚕食清法两种。

4.2.2.1.1　一次性清法

适应证：生命体征稳定，全身状况良好；湿性坏疽（筋疽）或以湿性坏疽为主，而且坏死达筋膜肌肉以下，局部肿胀明显、感染严重、血糖难以控制者。

4.2.2.1.2　蚕食清法

适应证：生命体征不稳定，全身状况不良，预知一次性清创难以承受；干性坏疽（脱疽）分界清楚者或混合型坏疽，感染、血糖控制良好者。

4.2.2.2　外敷药

4.2.2.2.1　湿热毒盛

疮面糜烂，脓腔，秽臭难闻，肉腐筋烂，多为早期（炎症坏死期），宜祛腐为主，方选九一丹等。

4.2.2.2.2　正邪分争

疮面分泌物少，异味轻，肉芽渐红，多为中期（肉芽增生期），宜祛腐生肌为主，方选红油膏等。

4.2.2.2.3　毒去正胜

疮面干净，肉芽嫩红，多为后期（瘢痕长皮期），宜生肌长皮为主，方选生肌玉红膏等。

4.3　其他疗法

4.3.1　中成药

灯盏花素片，用于中风后遗症、冠心病、心绞痛等。

毛冬青甲素片，用于治疗缺血性脑血管病、冠心病、心绞痛、心肌梗死、周围血管病等。

脉络宁注射液，用于血管闭塞性脉管炎、脑血栓及下肢深静脉血栓等。

4.3.2 推拿

4.3.2.1 阴虚火盛血瘀型

推脊柱上段夹脊穴，揉压曲池、肾俞、足三里，双下肢向心性推法，按压气冲穴。

4.3.2.2 气虚血瘀型

推脊柱中段夹脊穴，揉压百会、中脘、关元、气海、脾俞、肾俞、足三里，双下肢向心性推法，按压气冲穴。

4.3.2.3 阳虚血瘀型

推脊柱中、下段夹脊穴，脾俞、肾俞、命门、天枢、关元、足三里，双下肢向心性推法，按压气冲穴。

4.3.3 中药浸泡熏洗

清化湿毒法，适用于脓水多而臭秽重、引流通畅者，药用土茯苓、马齿苋、苦参、明矾、黄连、蚤休等煎汤，待温浸泡患足。

温通经脉法，适用于阳虚络阻者，药用桂枝、细辛、红花、苍术、土茯苓、黄柏、百部、苦参、毛冬青、忍冬藤等煎汤，待温浸泡患足。

清热解毒、活血化瘀法，适用于局部红、肿、热、痛明显，热毒较甚者，药用大黄、毛冬青、枯矾、马勃、元明粉等煎汤，待温浸泡患足。

中药浸泡熏洗时，应特别注意引流通畅和防止药液烫伤。

4.4 西医治疗原则

4.4.1 基础病治疗，控制血糖、血压。

4.4.2 神经性足溃疡的治疗，可选用神经生长因子，以及局部换药等处理。

4.4.3 缺血性病变的处理

4.4.3.1 可采用扩血管、改善微循环药物。

4.4.3.2 对于严重的周围血管病变，可采用动脉重建术，如血管置换、血管成形或血管旁路术、植皮术、截肢术等。

4.4.4 抗感染治疗

根据细菌、真菌培养和药敏试验结果，选用有效的抗菌药物，以控制感染。

附 录 A

（资料性附录）

DF临床分级（Wagner分级）

0级：皮肤无开放性病灶。常表现肢端供血不足、皮肤凉、颜色紫绀或苍白、麻木、感觉迟钝或丧失。肢端刺痛或灼痛，常兼有足趾或足的畸形等表现，此阶段又可称为高危足。

Ⅰ级：肢端皮肤有开放性病灶。水疱，血泡，鸡眼或胼胝，冻伤或烫伤及其他皮肤损伤所引起的浅表溃疡，但病灶尚未波及深部组织。

Ⅱ级：感染病灶已侵犯深部肌肉组织。常有轻度蜂窝织炎，多发性脓灶及窦道形成，或感染沿肌间隙扩大，造成足底、足背贯通性溃疡或坏疽，脓性分泌物较多。足或趾（指）皮肤灶性干性坏疽，但肌腱韧带尚无破坏。

Ⅲ级：肌腱韧带组织破坏。蜂窝织炎融合形成大脓腔，脓性分泌物及坏死组织增多，足或少数趾（指）干性坏疽，但骨质破坏尚不明显。

Ⅳ级：严重感染已造成骨质破坏，骨髓炎，骨关节破坏或已形成假关节，夏科关节，部分趾（指）或部分手足发生湿性或干性严重坏疽或坏死。

Ⅴ级：足的大部或足的全部感染或缺血，导致严重的湿性或干性坏疽，肢端变黑，尸干，常波及踝关节及小腿。

糖尿病合并高血压病

1 概述

糖尿病合并高血压病，在临床上十分常见。糖尿病与高血压具有共同的胰岛素抵抗发病机制。临床流行病学研究资料显示：糖尿病合并高血压病对心血管的危害明显增多，二者并存心血管损害的净效应是普通人群的4～8倍。同时，高血压也是糖尿病特征性微血管病变的主要危险因素，降低血压可使糖尿病微血管并发症发生风险率降低37%，降低血糖可使糖尿病微血管并发症发生风险率减少25%，提示高血压与糖尿病特征性微血管的关系可能大于高血糖，而糖尿病与心血管疾病的关系大于高血压。积极对糖尿病和高血压进行干预，对于预防糖尿病大血管病变和微血管并发症、预防心血管事件发生、减少致死致残率、提高患者生存质量、延长患者寿命等均具有十分重要的意义。

糖尿病合并高血压病属于中医“眩晕”、“头痛”等范畴。

2 病因病机

2.1 发病因素

糖尿病合并高血压病，其发生与体质因素、饮食不节、情志失宜、高年劳倦、外感邪毒、药石所伤等密切相关。素体肝旺、阴虚阳亢的糖尿病患者，容易合并高血压病。饮食失宜，过嗜醇酒厚味，胃肠结热，或内生湿热痰火，可以伤阴耗气；情志抑郁，五志化火，可以内生郁热，导致肝火伤阴，或引发肝阳上亢；高年肾阴不足，或劳倦耗气伤阴，水不涵木，可导致阴虚阳亢；高年久病，阴阳俱虚，导致虚阳浮越；外感风热或温热、湿热邪毒，或药石燥烈伤阴，阴虚阳亢，有时也可成为糖尿病合并高血压病的致病因素。

2.2 病机及演变规律

糖尿病合并高血压病发病尤其与肝关系密切。内热伤阴耗气是贯穿糖尿病病程始终的基本病机，而高血压病常常表现为肝阳上亢、肝火上炎、痰火上扰等。糖尿病合并高血压病初病多实证，在表现为肝阳上亢、肝火上炎、痰火上扰证候的同时，可兼见脾胃湿热、胃肠结热等证，久病则多兼阴虚、气阴两虚，甚至可表现为阴阳俱虚，虚阳浮越。其病情严重者，肝阳暴张，风火相煽，或肝风痰浊上扰，则可能发生神昏痉厥之变。久病血瘀，络脉瘀阻，在气虚、阴虚，甚至阴阳俱虚的基础上，痰湿、湿热、痰热阻滞气血，络脉瘀结，则可发生胸痹心痛、中风偏瘫、水肿关格、痿痹脱疽、视瞻昏渺等多种变证。

2.3 病位、病性

糖尿病合并高血压病，病位在肝肾，与脾胃心诸脏腑有关。病性多虚实夹杂，虚可表现为阴虚、气阴两虚，甚至阴阳俱虚，实则表现为肝阳上亢、肝火上炎、痰火、血瘀，甚至风痰上扰、风火暴张等。

3 诊断

3.1 临床表现

3.1.1 症状

糖尿病合并高血压病，临床上以糖尿病症状及头晕、头痛、心烦易怒等症状为典型表现。但2型糖尿病和高血压病轻症或正在接受降糖、降压治疗的患者，则症状常不典型。

3.1.2 体征

凡糖尿病患者，至少3个月检测血压1次；而对于高血压病正在接受降压治疗的患者，则应增加血压检测频度，至少每周检测血压1次。凡糖尿病患者收缩压≥130mmHg和（或）舒张压≥80mmHg者，为可疑高血压，应多次测量血压。如多次检测血压≥140/90mmHg，则可以明确高血压病存在。

3.2 理化检查

3.2.1 血糖检测：包括空腹和餐后2小时血糖，以及糖化血红蛋白。

3.2.2 血压、动态血压监测。

3.3.3 血脂检查。

3.3.4 心电图及动态心电图检查。

3.3 诊断标准

如门诊发现收缩压≥130mmHg和（或）舒张压≥80mmHg，则改日重复测量，以了解血压真实情况；如血压≥140/90mmHg，则最好进行空腹或餐后血糖检测。尤其是对于高血压同时伴有肥胖、糖尿病家族史、年龄在40岁以上的患者，更应进行血糖检测。

凡多次检测血压、血糖，血压高达高血压病诊断标准，血糖检测达到糖尿病诊断标准者，即为糖尿病合并高血压病。

3.4 鉴别诊断

糖尿病合并自主神经病变常常可以影响血压，所以，必要时应注意测量不同体位的血压。如因情绪波动或劳累导致血压一时性升高，检测血压≥140/90mmHg，但其后多次重复血压检测在正常范围者，不作为糖尿病合并高血压病处理。而高血压病患者因体位变动突然出现血压降低，甚至降低至正常范围以下，则常是糖尿病自主神经病变体位性低血压，其后重复检测血压，或改变体位测量血压，血压仍高过正常值者，则不能排除糖尿病合并高血压病诊断。

4 治疗

4.1 基础治疗

行为和生活方式干预是糖尿病、高血压病治疗的基础和早期血压升高的有效措施。当血压处于130~139/80~89mmHg水平时，一般主张采取生活方式干预，至少3个月。一般3个月无效则开始药物治疗。

肝火盛者，可饮用苦丁茶；胃火盛者，可适当多吃苦瓜。同时强调应限盐、限酒、戒烟。

4.2 辨证论治

首先，应重视分辨患者的体质状况，糖尿病与高血压病并存的患者，多见于素体厥阴肝旺、阴虚肝旺和阴虚阳亢体质之人。其次，应重视明确病变的脏腑定位，糖尿病与高血压病并存患者的发病与肝肾及脾胃心等脏腑功能失调均有关系，与肝肾的关系最为密切。还应重视明辨证候的标本虚实，糖尿病与高血压病并存的患者，标实证以肝阳上亢、肝火上炎、痰火上扰最为多见，本虚证以阴虚、气阴两虚最为多见。

4.2.1 肝阳上亢证

症状：头晕目眩，头目胀痛，头重脚轻，面红目赤，急躁易怒，失眠多梦，口苦舌红，舌苔薄黄，脉弦大而长。

治法：平肝潜阳。

方药：天麻钩藤饮（《杂病证治新义》）加减。

天麻 钩藤 石决明 栀子 黄芩 川牛膝 杜仲 桑寄生 益母草 夜交藤 朱茯神

加减：神昏痉厥，肢体抽动，配合羚角钩藤汤（《重订通俗伤寒论》）加减；咽干口燥，倦怠乏力，配合生脉散（《内外伤辨惑论》）、玉液汤（《医学衷中参西录》）加减。

4.2.2 肝火上炎证

症状：头晕头痛，咽干口苦，面红目赤，烦躁失眠，性急易怒，心胸烦闷，胸胁胀痛，小便黄赤，大便偏干，舌红，舌苔薄黄，脉弦数。

治法：清肝泄火。

方药：龙胆泻肝汤（《兰室秘藏》）加减。

龙胆草　黄芩　栀子　泽泻　白木通　车前子　生地黄　当归　柴胡　生甘草

加减：心烦抑郁，胸胁苦满，合四逆散（《伤寒论》）；咽干，口苦，大便干结，合大柴胡汤（《伤寒论》）或升降散（《伤寒温疫条辨》）加减。

4.2.3　痰浊上蒙证

症状：头重如蒙，头胀昏痛，视物旋转，胸闷作恶，呕吐痰涎，苔白腻，脉弦滑。

治法：燥湿化浊。

方药：半夏白术天麻汤（《医学心悟》）加减。

天麻　半夏　白术　橘红　茯苓　甘草　生姜　大枣

加减：头痛头胀，面红目赤，或恶心欲吐，胸脘痞闷，合温胆汤（《备急千金要方》）加黄连、胆南星等。

4.2.4　阴阳两虚证

症状：头晕头痛，颜面虚浮，或颧红如妆，神疲倦怠，或躁扰不宁，心悸失眠，咽干口燥，腰膝酸冷，汗出肢冷，或手足心热，大便不调，时干时稀，小便清长，夜尿频多，或尿少浮肿，舌苔胖大，舌淡苔黄或舌红苔水滑，脉沉细无力，或脉浮大按之不实。

治法：滋阴补阳。

方药：二仙汤（《中医方剂临床手册》）加减。

仙茅　仙灵脾　巴戟天　当归　黄柏　知母

加减：头晕目眩，神昏，躁扰不宁，四肢厥冷者，配合参附龙牡汤加山茱萸等。

4.3　其他疗法

4.3.1　中成药

天麻钩藤颗粒，用于肝阳上亢等所引起的头痛、眩晕、耳鸣等。

牛黄降压丸，用于心肝火旺，痰热壅盛所致的头晕目眩、头痛失眠等。

眩晕宁冲剂，用于痰湿中阻，肝肾不足引起的头昏头晕等。

安宫牛黄丸或安脑丸，用于热病邪入心包所致的高热惊厥、神昏谵语等。

4.3.2　针灸

主穴可选用百会、曲池、太冲、太溪。毫针针刺百会、曲池、太冲，用泻法；针刺太溪，用补法。头晕甚配风池，耳鸣配翳风，心悸失眠配神门。

4.3.3　按摩

每晚可按摩双足涌泉穴、太冲穴等。

4.3.4　外治

中医外治法包括中药外敷、足浴疗法等。吴茱萸、川芎粉外敷神阙，吴茱萸、川芎、牛膝外敷足部，蔓荆子、吴茱萸、菊花等制成药垫外贴足心涌泉穴，对高血压病均有一定治疗作用。有用怀牛膝、川芎、天麻等浴足降压者，皆有一定疗效。但应注意中药外用的皮肤刺激作用，以避免皮肤起泡，继发感染。

4.4　西医治疗原则

4.4.1　血压控制的目标

糖尿病患者血压控制的目标应该是130/80mmHg以下；老年人血压应控制在140/90mmHg以下。糖尿病患者血压≥130/80mmHg就应该开始干预；若24小时尿蛋白≥1g，则血压应控制在125/75mmHg以下。服药过程中，应注意密切检测血压，以确保控制达标。药物治疗24小时内的谷峰比应≥50%。

4.4.2　药物治疗的原则

主张从小剂量单药治疗，一般不主张超常规加大剂量，常规剂量单药治疗无效，则可采取联合用药；用药在强调治疗达标的同时，应兼顾靶器官的保护和对并发症的预防；应尽量避免药物副作用，避免对靶器官的不良影响和对代谢的不利影响。

4.4.3 降压药物

4.4.3.1 利尿剂

4.4.3.2 β受体阻滞剂

4.4.3.3 钙通道阻滞剂（CCB）

4.4.3.4 血管紧张素转换酶抑制剂（ACEI）

4.4.3.5 血管紧张素Ⅱ受体拮抗剂（ARB）

4.4.3.6 α受体阻滞剂

4.4.4 降压药物联合用药方案

联合用药可减少单药大剂量带来的副作用，以及发挥协同作用、抵消副作用、综合保护靶器官作用等。目前推荐的联合用药方案包括五种。

4.4.4.1 血管紧张素转换酶抑制剂（ACEI），或血管紧张素Ⅱ受体拮抗剂（ARB）与利尿剂联用。

4.4.4.2 钙通道阻滞剂（CCB）与β受体阻滞剂联用。

4.4.4.3 血管紧张素转换酶抑制剂（ACEI）与钙通道阻滞剂（CCB）联用。

4.4.4.4 利尿剂与β受体阻滞剂联用。

4.4.4.5 小剂量血管紧张素转换酶抑制剂（ACEI）加小剂量利尿剂联用也值得推荐。

附 录 A
（资料性附录）

附表 1　　血压水平的定义和分类（中国高血压防治指南，2005 年修订版）

类别	收缩压（mmHg）	舒张压（mmHg）
正常血压	<120	<80
正常高值	120－139	80－89
高血压		
1 级高血压（轻度）	140－159	90－99
2 级高血压（中度）	160－179	100－109
3 级高血压（重度）	≥180	≥110
单纯收缩期高血压	≥140	≤90

若患者的收缩压与舒张压分属不同的级别时，则以较高的分级为准。单纯收缩期高血压也可按照收缩压水平分为 1、2、3 级。

附表 2　　糖尿病常用降压药

化学名	英文名	单剂量（mg）	常用剂量（mg/d）	主要不良反应
卡托普利	captopril	12.5	25～75	干咳，高血钾，水肿
贝那普利	benazepril	10	10～20	干咳，高血钾，水肿
依那普利	enalapril	10	5～10	干咳，高血钾，水肿
西拉普利	cilazapril	2.5	2.5～5	干咳，高血钾，水肿
福辛普利	fosinopril	10	10～20	干咳，高血钾，水肿
培哚普利	perindopril	4	4～8	干咳，高血钾，水肿
雷米普利	ramipril	2.5	2.5～5	干咳，高血钾，水肿
赖诺普利	lisinopril	10	10～20	干咳，高血钾，水肿
氯沙坦	losartan	50	50～100	高血钾
缬沙坦	valsartan	80	80～160	高血钾
硝苯地平缓释片	nifedipine	10	20～40	水肿，头痛，潮红
硝苯地平控释片	nifedipine	30	30～60	水肿，头痛，潮红
苯磺酸氨氯地平	Amlodipine besylate	5	5～10	水肿，头痛，潮红
维拉帕米缓释片	verapamil	120	120～240	心脏传导阻滞，便秘
非络地平	plendil	5	5～10	水肿，头痛，潮红
拉西地平	lacidipine	4	4	水肿，头痛，潮红
美托洛尔	metoprolol	50	50～100	支气管痉挛，心功能抑制
比索络尔	bisoprolol	5	2.5～10	心功能抑制
脉宁平	minipress	1	1.5～6	直立性低血压
特拉唑嗪	terazosin	2	1～6	直立性低血压
乌拉地尔	urapidil	20	40	直立性低血压

糖尿病合并脂代谢紊乱

1 概述

糖尿病合并脂代谢紊乱主要是指在高血糖的同时，伴有血浆甘油三酯（TG）增高和高密度脂蛋白胆固醇（HDL－C）降低，或伴有低密度脂蛋白胆固醇（LDL－C）增高，或伴有胰岛素抵抗的一种状态。胰岛素抵抗和胰岛素缺乏是导致脂代谢紊乱的中心环节。在胰岛素抵抗和胰岛素缺乏时，脂蛋白脂酶（LPL）合成的量及活性都降低，加之糖化使LDL受体功能减退，导致富含TG颗粒的极低密度脂蛋白（VLDL）水解速度减慢，清除时间延长，血TG和VLDL水平升高。肝脏代谢脂质的能力受损，脂肪组织的分解代谢增强，大量的游离脂肪酸（FFA）进入肝脏，原料增多，使肝脏合成并释放大量VLDL及胆固醇酯。肝脏中间密度脂蛋白（IDL）合成HDL减少，而肝脂酶（HL）活性增强，降解和清除HDL加快，使血浆HDL的水平下降。血脂异常已成为糖尿病的独立危险因素，在糖尿病的早期即存在着较明显的脂代谢紊乱，由于糖尿病与脂代谢紊乱密不可分，故糖尿病也有“糖脂病”之称。研究表明，有40%～50%的2型糖尿病患者合并血脂异常。糖尿病患者冠心病（CHD）的发病危险为非糖尿病人群的3～4倍，密切关注糖尿病患者血脂水平并及时加以干预，降低LDL－C和TG水平和（或）升高HDL－C水平，可减少CHD事件的发生，延缓和控制糖尿病大血管并发症。

本病属中医“痰证”、“瘀证”范畴。

2 病因病机

2.1 发病因素

由于恣食肥甘、醇酒厚味，喜逸恶劳，缺乏锻炼；或七情内伤，化火伤阴，损伤脾胃，致脾虚气弱，中州失运，健运、升清、统摄失常；或肾精亏耗，滋养、温煦封藏失职，气化不及、水谷精微不能正常转化利用，变生浊邪，不得宣泄，留于血中而成痰浊。日久则脾肾两亏，气阴俱损，气虚则帅血无力，血滞为瘀；脾虚生湿，阻碍气机，气滞血瘀；肾虚气化失常，血涩为瘀；阴血不足，虚火灼津为痰，痰阻血凝，痰瘀互结，最终为患。

2.2 病机及演变规律

糖尿病之初，多肺胃热盛，然病变日久，终归脾肾。脾主湿，湿聚则为痰；肾主水，水泛亦为痰，故痰之化无不在脾，而痰之本无不在肾。脾虚气弱，浊邪不得宣泄，留于血中而成痰浊；肾精亏耗则滋养、温煦封藏失职，水谷精微不能正常转化利用，变生浊邪，蓄积脉内；继则脾肾俱亏，气阴俱损，瘀血内停；日久则气阴两虚，痰瘀互结，阻滞血脉。

痰浊瘀血既生，作为新的致病因素，可进一步加重脾肾亏虚，导致痰瘀再生，形成恶性循环，变证丛生，最终发展至阴阳两虚。如痰瘀痹阻于心脉，而发“胸痹”、“真心痛”；痰瘀夹风横窜于脑窍而发“中风”等。

本病病机为本虚标实，因虚致实，虚实夹杂。脾肾亏虚，痰瘀内阻为其基本病机，以肝脾肾虚为本，痰浊、瘀血为标。

2.3 病位、病性

本病涉及五脏，但究其根本在脾、在肾。病性为本虚标实，本虚为五脏俱虚，肝脾肾为主；标实为痰浊、瘀血。虚实错杂是其病机特征。

3 诊断

3.1 临床表现

3.1.1 症状

糖尿病合并脂代谢紊乱，一般无典型的“三多一少”症状，患者往往表现为形胖懒动、倦怠乏力、口渴不多饮、纳食多、胸闷脘痞、或有头晕、头痛、舌体胖、舌质暗或暗淡、苔白、脉濡细或滑。合并高血压可见腰酸腿软、倦怠乏力、头晕耳鸣等症状；合并冠心病可出现胸闷憋气、心悸、动则气喘等症状。

3.1.2 体征

本病早期无明显体征或仅见形体丰腴；之后可逐渐出现血糖或（和）血压升高，体重指数升高等。

3.2 理化检查

3.2.1 监测空腹和餐后2小时血糖、糖化血红蛋白，了解糖尿病控制情况。

3.2.2 血脂检查，如血清总胆固醇（TC）、甘油三酯（TG）、高密度脂蛋白胆固醇（HDL－C）、低密度脂蛋白胆固醇（LDL－C）等，以及血尿酸情况。

3.2.3 检测血液流变学，以了解血液黏滞度情况。

3.2.4 行心脏、双下肢及颈动脉等多普勒超声检查，了解心脏结构及功能，以及大血管病变如下肢动脉供血状况和阻塞部位；行腹部超声，了解因为脂肪代谢紊乱而对肝形成的形态学改变。

3.3 诊断标准

3.3.1 有糖尿病病史。

3.3.2 参照中国血脂异常防治建议对血脂水平的分类（见附录A）。

3.4 鉴别诊断

3.4.1 其他继发因素或合并因素所致脂质代谢异常

常见的继发因素包括甲状腺功能减退症、肾病综合征、慢性肾功能衰竭、阻塞性肝病和药物（如大剂量噻嗪类利尿剂、β受体阻滞剂、糖皮质激素）等。

3.4.2 原发性脂质代谢异常

由于先天遗传因素或后天的饮食习惯、生活方式及某些环境因素等引起的脂质代谢异常属原发性，如普通型高TG血症、家族性高胆固醇血症等。

4 治疗

4.1 基础治疗

改善膳食结构，少吃动物脂肪及内脏、甜食及淀粉类食物，限制脂肪摄入，尤其是饱和脂肪酸的摄入。增加膳食纤维含量，多食蔬菜、水果以及鱼类。食疗可多吃山药、山楂、绿豆等；可以菊花、决明子、枸杞子、山楂等药物泡水代茶饮，以期达到降脂作用；戒烟、限酒及控制食盐的摄入。

4.2 辨证论治

本病为本虚标实之证，本虚以五脏俱虚、脾肾不足为主；标实以痰湿、瘀血多见。虚实错杂是其证候特征。

辨证当首重阴阳，分清虚实标本。其治疗以扶正固本，化痰祛瘀为总则。扶正固本重在脾肾，以恢复其气化功能为宗旨；化痰祛瘀则要重视邪有去路。

4.2.1 气滞痰凝证

症状：胸胁脘腹胀闷，肌肤肿硬，情绪抑郁，口黏腻，头晕，失眠，或心前区隐痛，纳呆或恶心，或肢麻疼痛，舌体胖大或有齿痕，有瘀斑，苔厚腻或白腻，脉沉涩或弦滑。

治法：疏肝理气，健脾化痰。

方药：柴胡疏肝散（《景岳全书》）合二陈汤（《太平惠民和剂局方》）加减。

柴胡　香附　川芎　白芍　延胡索　枳壳　半夏　陈皮　茯苓　甘草

加减：口干口臭，大便干结，加栀子、大黄；肢体顽麻或痛，舌质紫暗，或有瘀斑，加桃仁、红花。

4.2.2 脾虚湿困证

症状：体倦乏力，口干不欲饮，或形体肥胖，胸闷气短，心前区隐痛，或呕恶脘满，肢麻沉重，眩晕，舌淡胖，苔白滑或白腻，脉濡或弦滑。

治法：健脾化湿。

方药：六君子汤（《校注妇人良方》）加减。

山药　苍术　薏苡仁　砂仁　广木香　人参　白术　茯苓　甘草　陈皮　半夏

加减：胸闷心悸加瓜蒌皮、薤白；胃纳欠佳，不欲食，脘腹胀满加山楂、麦芽、神曲。

4.2.3　湿热内蕴证

症状：头身沉重，头重如裹，胀痛胸闷，腹胀，脘痞呕恶，尿黄，大便干结或便溏不爽，舌红，苔黄腻，脉濡数或滑数。

治法：清热利湿。

方药：王氏连朴饮（《随息居重订霍乱论》）加减。

黄连　厚朴　半夏　石菖蒲　芦根　栀子　滑石　鲜荷叶　薏苡仁　陈皮　甘草

加减：口渴烦躁，口干口臭，舌苔厚黄腻，加龙胆草；倦怠乏力，不欲食，加用茯苓、党参、白术；食后饱胀，加用广木香、香附；胁肋胀痛甚，加用郁金、枳壳。

4.2.4　肝肾阴虚证

症状：眩晕耳鸣，肢体麻木，口咽干燥，五心烦热，腰膝酸软，健忘不寐，盗汗，舌红少苔，脉细数。

治法：滋补肝肾。

方药：滋水清肝饮（《医宗己任编》）加减。

熟地黄　当归　白芍　酸枣仁　山茱萸　茯苓　山药　柴胡　栀子　丹皮　泽泻

加减：下肢无力加杜仲、牛膝；口干烦热加黄柏、知母。

4.2.5　脾肾阳虚证

症状：头晕乏力，畏冷肢凉，精神萎靡，面色㿠白，腰膝酸软，面部浮肿，脘腹胀闷，食欲不振，大便溏薄，舌淡苔薄白，脉沉细。

治法：补肾助阳，温中健脾。

方药：附子汤（《伤寒论》）合理中汤（《伤寒论》）加减。

炮附片　白芍　茯苓　白术　人参　干姜　白术　炙甘草

加减：双下肢水肿加桂枝、益母草。

4.3　其他疗法

4.3.1　中成药

荷丹片，用于高脂血症属痰浊夹瘀证候者。

月见草油胶丸，用于防治动脉硬化、降低血脂等。

绞股蓝总苷片，用于高脂血症，见于心悸气短、胸闷肢麻等心脾气虚、痰阻血瘀者。

血脂康胶囊，用于脾虚痰瘀阻滞证的气短、乏力等。

4.3.2　针灸

4.3.2.1　体针

主穴：足三里、脾俞、三阴交、胰俞、胃俞及中脘穴；配穴：多饮、烦渴口干加肺俞、少商、金津、玉液、承浆、阳池以清热保津；多食易饥、便结，泻中脘、胃俞、大横、内庭、丰隆以清胃泻火；多尿、腰痛、耳鸣、心烦、潮热盗汗加关元、太溪、然谷、照海、肾俞、太冲以滋阴益肾；神倦乏力、少气懒言、肢体困重加天枢、气海、阴陵泉以健脾利湿。

4.3.2.2　耳针

治疗耳穴取内分泌、胰、胆、脾、交感。针尖进入皮下与耳软骨之间，用捻转平补平泻手法，两侧耳穴交替使用。

4.3.2.3　穴位注射

取脾俞、膈俞、胰俞、肾俞、三阴交，双侧腧穴交替使用。予当归注射液缓缓注入。

4.3.3 推拿

用一指禅推法、肘推法、滚法等疏经活络，激发经气；直推法、捏法（分捏督脉与任脉）、旋推法、拿法等泻阴经，补阳经；摩法、擦法、叠转法、抖腹法等消脂、排脂。

4.4 西医治疗原则

4.4.1 非药物治疗

主要包括合理饮食、减轻体重、适量运动和戒烟、限酒等。

4.4.2 降糖药物治疗

血糖升高是糖尿病患者血脂异常的关键因素，严格控制血糖有利于纠正血脂异常。

4.4.3 调脂药物治疗

主要有他汀类药物、胆酸结合树脂、烟酸和烟酸衍生物、纤维酸衍生物等。

4.4.3.1 汀类药物：可降低 LDL－C 和 TC，并有一定程度的降低 TG 作用。

4.4.3.2 胆酸结合树脂：可降低 LDL－C 和 TC。

4.4.3.3 烟酸和烟酸衍生物：可降低 TG、LDL－C 和 Lp（α），同时升高 LDL－C，也可将小 LDL 转变为正常大小 LDL。

4.4.3.4 纤维酸衍生物：可降低 TG 和升高 HDL－C，并在一定程度上降低 LDL－C。

附 录 A

（资料性附录）

附表 1　　中国血脂异常防治建议对血脂水平的分类（血脂异常防治对策专题组）

血脂水平（mg/dl）	防治建议分类
TC	
≤200	合适范围
201～219	边缘升高
≥220	升高
LDL－C	
≤120	合适范围
121～139	边缘升高
≥140	升高
HDL－C	
≥40	合适范围
≤35	减低
TG	
<150	合适范围
≥150	升高

血清 TC：5.23～5.69mmol/L（201～219mg/dl）边缘升高，5.72mmol/L（220mg/dl）以上者升高；血清 LDL－C：3.15～3.61mmol/L（121～139mg/dl）边缘升高，3.64mmol/L（140mg/dl）以上者升高；血清 HDL－C：0.91mmol/L（35mg/dl）以下者减低；血清 TG：1.70mmol/L（150mg/dl）以上者升高。

代谢综合征

1 概述

代谢综合征（MS）是一类以高血糖、肥胖、血脂异常和高血压等集簇存在为标志的临床综合征。其临床重要性在于与之相关的高危心血管疾病和糖尿病等。中心性肥胖和胰岛素抵抗是被公认的重要致病因素。目前关于MS及其各个组分的发病机理复杂，尚没有被充分认识。可能机制有糖脂代谢和胰岛素生物效应、作用途径及信号转导异常，以及下丘脑－垂体－肾上腺轴调控异常、神经体液调节异常、炎症反应或氧化应激等。在对美国3601例≥20岁成人的调查中发现，按照国际糖尿病联盟诊断标准，MS患病率为39.0%，其中男性为39.9%，女性为38.1%。我国上海、北京、青岛等城市调查表明，按照1999年WHO诊断标准，MS患病率男、女性分别为：上海18.36%、15.82%，北京30%、18%，青岛16.1%、9.4%。一系列流行病学调查显示，MS的人群发病率持续上升，其导致的心血管并发症的危险性也明显增加。MS已成为一个新的公共卫生问题，并引起了医学界的广泛重视。

中医学并无MS病名，依据MS发病和临床表现，参考“肥胖”、“腹满”、“胸痹”、“眩晕”等病证进行论治。

2 病因病机

2.1 发病因素

MS发生的原因与饮食不当、情志失调、过逸少动、起居无常、年老体虚等有关。由于饮食不当，过逸少动，损伤脾胃，脾失运化，水液停聚为湿为痰；情志不舒，肝气郁结，血行艰涩，水液代谢受阻，也可为痰为湿；而年老体虚，肾气亏虚，蒸腾气化作用失常，津液不能蒸化而为痰浊。

2.2 病机及演变规律

2.2.1 前期

此阶段脾郁、肝郁，枢机不利为其本，可表现有气、血、痰、火、湿、食六郁。饮食过多，壅滞中焦之气，有碍脾胃升降，枢机不得斡旋，最终导致运化失职，脾气郁滞；饮食偏嗜，喜嗜膏粱厚味之品，肥者令人内热，甘者令人中满，多滞中焦之气，脾气郁结。脾气郁滞，胃气不降，食积不化，运化不健，水湿不化，津液不布，湿痰浊邪内生，发为本病。

2.2.2 早期

此阶段郁久化热，热证的表现最为突出，以胃热、肠热、心火等多见。

2.2.3 中期

此阶段病机较为复杂，表现为肺胃津伤、肺脾气虚、气阴两虚、肝肾阴虚、脾肾阳虚等多种证型，但多虚实夹杂，可夹热、夹痰、夹湿、夹瘀等。

2.2.4 后期

因虚极而脏腑受损，或因久病入络，络痹脉损而成。此阶段的根本在于络损（微血管病变）、脉损（大血管病变），并以此为基础导致脏腑器官的损伤。

2.3 病位、病性

MS病位在脾、肝、肾三脏；病性为本虚标实，脾肾两虚为本虚，痰、浊、瘀、水等病理产物为标实；肝脾肾三脏失调，久之则脏腑功能虚损、气血逆乱或衰败，阴阳失调，虚实夹杂产生虚损变证。

3 诊断

3.1 临床表现

3.1.1 症状

MS部分患者可无临床症状，或见体胖腹满、食多、气短、容易疲劳，或胸胁闷胀、头晕目眩、头痛、烦躁易怒、口渴喜饮等。

3.1.2 体征

MS多见中心性肥胖、体重超重、血压偏高等。

3.2 理化检查

3.2.1 血脂异常

3.2.2 血糖代谢异常

3.2.3 体脂分布异常

3.3 诊断标准

3.3.1 国际糖尿病联盟2005年诊断标准：一个个体在具有必备指标的基础上至少还具有其他指标中的任何两项可被诊断为MS。目前多以此标准为准。

3.3.1.1 必备指标

中心性肥胖（不同种族腰围有各自的参考值，推荐中国人腰围切点：男性≥85cm；女性≥80cm）。

3.3.1.2 其他指标

甘油三酯（TG）水平升高：>1.7mmol/L（150mg/dl），或已接受针对性治疗。

高密度脂蛋白-胆固醇（HDL-C）水平降低：男性<0.9mmol/L（40mg/dl），女性<1.1mmol/L（50mg/dl），或已接受针对性治疗。

血压升高：收缩压≥130mmHg或舒张压≥85mmHg，或已接受降压治疗或此前已被诊断为高血压。

空腹血糖（FPG）升高：FPG≥5.6mmol/L（100mg/dl），或此前已被诊断为2型糖尿病。

如果FPG≥5.6mmol/L（100mg/dl），强烈推荐进行口服葡萄糖耐量试验（OGTT），但是OGTT在诊断MS时并非必要。

3.3.2 中华医学会糖尿病学分会（CDS）2004年诊断标准：具有以下4项中的3项或全部者即可确诊。

3.3.2.1 超重或体重指数（BMI）≥25kg/m^2。

3.3.2.2 空腹血糖（FPG）≥6.1mmol/L（110mg/dl）和（或）75g葡萄糖负荷后2小时血糖（2hPG）≥7.8mmol/L（140mg/dl）和（或）确诊为DM并治疗者。

3.3.2.3 血压（BP）≥140/90mmHg和（或）已确诊为高血压并治疗者。

3.3.2.4 甘油三酯（TG）≥1.7mmol/L（150mg/dl）和（或）高密度脂蛋白（HDL-C）中男<0.9mmol/L（35mg/dl）、女<1.0mmol/L（38.9mg/dl）。

3.4 鉴别诊断

皮质醇增多症患者的肥胖呈向心性分布，同时伴有满月脸、高血压、多血质外貌、痤疮等。单纯性肥胖与皮质醇增多症的实质区别是确定有无皮质醇分泌过多。实验室检查：24小时尿游离皮质醇测定、皮质醇昼夜节律测定、过夜1mg地塞米松抑制试验。

4 治疗

4.1 基础治疗

饮食疗法是MS的基础。按照中医理论将食物分为寒凉、温热、平性三类，在MS的不同时期，可以根据患者的具体体质和表现出来的病理体征采用不同的饮食剂型，如药粥、药膳汤羹、药膳菜肴等，使食物的性味结合，可以显示出食品独特的口感和功用。

4.2 辨证论治

MS与脾、肝、肾三脏关系密切，以痰浊、瘀滞为其病机核心。脾失健运，肝失疏泄，脾肾不足；水湿内生，痰浊停滞，瘀血内阻而为本病。病久郁积化热，耗气伤阴，本虚标实。

4.2.1 气滞湿阻证

症状：患者可没有明显不适，仅有体胖腹满、食多、不耐疲劳等症状，舌苔厚腻，脉象弦或略滑。

治法：行气化湿。

方药：四逆散（《伤寒论》）合平胃散（《太平惠民和剂局方》）加减。

柴胡　白芍　枳实　甘草　苍术　厚朴　陈皮

加减：口苦目赤加决明子、夏枯草；大便干结加生大黄。

4.2.2 痰瘀互结证

症状：胸脘腹胀，头身困重，或四肢倦怠，胸胁刺痛，舌质暗、有瘀斑，脉弦或沉涩。

治法：祛痰化瘀。

方药：二陈汤（《太平惠民和剂局方》）合桃红四物汤（《医宗金鉴》）加减。

陈皮　半夏　茯苓　桃仁　红花　川芎　当归　赤芍　生地黄

加减：眩晕加天麻、白术；胸闷加瓜蒌；大便黏滞加槟榔；胸中烦热、痞满胀痛加黄连、半夏、瓜蒌。

4.2.3 气阴两虚证

症状：疲倦乏力，气短自汗，口干多饮，大便干结，舌质淡红，少苔，脉沉细无力或细数。

治法：益气养阴。

方药：生脉散（《内外伤辨惑论》）合防己黄芪汤（《金匮要略》）加减。

太子参　麦冬　五味子　黄芪　汉防己　白术　茯苓

加减：纳差加焦山楂、炒神曲；胃脘胀闷加苍术、厚朴。

4.2.4 脾肾气虚证

症状：气短乏力，小便清长，腰膝酸痛，夜尿频多，大便溏泄，或下肢水肿，尿浊如脂，阳痿，头昏耳鸣，舌淡胖，苔薄白或嫩，脉沉细或细弱无力。

治法：补脾益肾。

方药：四君子汤（《太平惠民和剂局方》）合右归丸（《景岳全书》）加减。

党参　白术　茯苓　肉桂　附子　鹿角胶　山药　山茱萸　地黄　菟丝子

加减：腰膝酸痛加炒杜仲、补骨脂；下肢水肿加茯苓皮、大腹皮；畏寒肢冷加桂枝、生姜。

4.3 西医治疗原则

4.3.1 识别和诊断处于高危人群中的患者。

4.3.2 初级干预，提倡健康的生活方式。

4.3.2.1 中等程度的能量限制，在第一年内使体重降低5%～10%。

4.3.2.2 中等程度增加运动量。

4.3.2.3 改变饮食结构。

4.3.3 二级干预

对生活方式干预的效果不显著和处在心血管疾病高危状态的个体，则可能需要采用药物进行干预，针对MS的各个组分进行分别治疗。

附 录 A

（资料性附录）

附表 1 **常用调脂药物**

化学名	英文名	常用剂量（mg/d）	主要副作用
非诺贝特	fenofibrate	200mg	上腹不适，少数 GPT 升高
吉非贝齐	gemfibrozil	1200mg	胃肠道反应，GPT 升高
苯扎贝特	bezafibrate	600mg	胃肠道反应，GPT 升高
洛伐他汀	lovastatin	20mg	胃肠道反应，肌痛，GPT 升高
辛伐他汀	simvastatin	20mg	胃肠道反应，肌痛，GPT 升高
普伐他汀	pravastatin	10mg	胃肠道反应，肌痛，GPT 升高
氟伐他汀	fluvastatin	10mg	胃肠道反应，肌痛，GPT 升高
阿托伐他汀	atorvastatin	5mg	胃肠道反应，肌痛，GPT 升高
烟酸	Nicotinic acid	3～6g	胃肠道反应，面部潮红，高血糖
考来烯胺	cholestyramine	30g	恶心，腹胀，便秘
考来替泊	colestipol	30g	恶心，腹胀，便秘
阿昔莫司	acipimox	500mg	面部潮红，胃肠道反应
潘特生	pantosin	600mg	无明显副反应
普罗布考	probucol	1000mg	延长 Q－T 间期，降低 HDL，腹泻

糖尿病性代谢性骨病

1 概述

骨质疏松症是以骨量减少，骨的显微结构退变导致骨骼脆性增加，易于骨折的一类全身性骨骼疾病。骨质疏松症一般分两大类，即原发性骨质疏松症和继发性骨质疏松症。糖尿病合并骨质疏松症属于后一类。研究显示：我国发病率占糖尿病患者的52.1%～54.68%。糖尿病患者中，有1/3～2/3伴有骨密度减低，其中1/3可诊断为骨质疏松症。目前认为胰岛素缺乏、高血糖可能是引起糖尿病合并骨质疏松症的主要原因。此外，性别、年龄及营养状况等也是糖尿病合并骨质疏松症的重要影响因素。骨质疏松症是引起糖尿病患者长期严重疼痛和功能障碍的重要原因，重者可致残。

糖尿病合并骨质疏松症可参照中医“骨痿”、“骨枯”、“骨极”、“痿证”等进行治疗。

2 病因病机

2.1 发病因素

糖尿病合并骨质疏松症的发生与糖尿病的病程、病情控制好坏密切相关。糖尿病的发生与患者的先天禀赋有关，而五脏之中脾肾两脏尤为紧要，盖肾为先天立命之基，脾为后天生化之本。同时随着糖尿病的发展，燥热既久，初则耗气伤津，继则耗精伤血，而及肝肾两脏。另外，燥热耗伤津液，津血同源，日久因虚致瘀。因此，在糖尿病合并骨质疏松症的发生中，肾虚、脾虚、肝肾不足及血瘀均起着至关重要的作用。

2.2 病机及演变规律

“肾主骨”，“肾藏精，精生髓，髓生骨”，故肾中精气的盛衰决定着骨骼之强劲与脆弱。糖尿病患者先天禀赋不足，加之病久肾中精气更加耗伤，以致肾虚精少、精不生髓，则骨失所养，产生骨质脆弱。脾失运化，后天之精不足，肾精乏源，亦可致骨骼失养，骨骼脆弱无力。糖尿病日久，肝肾精血亏损，筋脉失养，可致肢体、关节疼痛，屈伸不利。糖尿病久病入络，使气滞血行不畅，加上燥热内盛，炼液成瘀，最终导致血脉瘀滞，经络痹阻，经脉失养，脉络拙急，引起关节、筋骨的疼痛麻木，发为骨痿、骨痹。

2.3 病位、病性

本病的病位在骨与关节，其病性为本虚标实，本虚与肝、脾、肾三脏密切相关，标实则多为血瘀。

3 诊断

3.1 临床表现

3.1.1 症状

腰背痛或比较广泛的骨关节痛，呈持续性或同时伴有多处骨关节痛，久行久立后可促使疼痛加重；提拿重物可诱发疼痛加重。软组织抽搐（抽筋）尤以小腿肌肉抽筋最明显。骨折以及逐渐出现的驼背和身长缩短。

3.1.2 体征

临床体征多不典型，发生骨质疏松性骨折后就诊的患者可出现典型的骨折体征。根据骨骼部位的不同而有畸形、压痛、骨擦音等。年龄较大患者身长缩短、驼背畸形。

3.2 理化检查

3.2.1 骨密度测定

双能X线骨密度测定是诊断骨质疏松症的金标准，常用的测量部位有腰椎、股骨上端（包括股骨颈、Ward's三角、大转子）等区域。

3.2.2 一般生化检查

包括血清钙、磷、总碱性磷酸酶、肝肾功能测定等。

3.2.3　骨形成有关的生化检查

包括血清骨特异性碱性磷酸酶、血清骨钙素测定、血清I型前胶原羧基端前肽。

3.2.4　骨吸收有关的生化检查

包括血清抗酒石酸盐酸性磷酸酶、尿I型胶原交联氨基末端肽、尿脱氧吡啶交联。

3.2.5　钙调激素检查

包括血清甲状旁腺激素、降钙素和活性维生素D。

3.2.6　X线检查

X线表现可分为萎缩型和增生型。萎缩型主要表现为局部或弥漫的骨质疏松、关节旁皮质骨缺损、骨端骨质吸收、趾骨骨干对称性显著变细；增生型主要表现为夏科关节形成、骨质增生和硬化、软组织钙化。两种类型可单独出现或并存，尤以萎缩型多见。

3.3　诊断标准

根据患者糖尿病病史，结合临床表现和实验室检查可以做出诊断。骨质疏松症的诊断标准如下：

世界卫生组织（WHO）确定骨密度值，年轻女性均值在-1.0SD～-2.5SD之间为低骨量、<-2.5SD为骨质疏松症，<-2.5SD，并有一个以上的脆性骨折（非暴力骨折）为严重骨质疏松症。

我国骨质疏松基金会根据我国人种的具体特点，推荐使用骨密度值，年轻女性均值在-1.0SD～-2.0SD之间为低骨量、在-2.0～-2.5SD为骨质疏松症、<-2.5SD，并有一个以上的脆性骨折（非暴力骨折）为严重骨质疏松症。

3.4　鉴别诊断

3.4.1　成骨不全

遗传性疾病，反复多次骨折，严重者出现自发骨折；蓝巩膜，耳聋，肌肉松弛，牙齿发育不良，身材矮小；X线检查可见骨质的缺乏或普遍性的骨质疏松。

3.4.2　骨软化

成人的骨软化常见骨痛、肌无力及骨压痛，重者脊柱压迫弯曲，身材变矮，骨盆变形。X线可见弥漫性骨密度降低，压力畸形，非重力线骨小梁消失，重力线骨小梁纤细、模糊。

4　治疗

4.1　基础治疗

注意适当增加钙、镁、锌等的摄入，尤其是含钙丰富的食物，如牛奶和其他奶制品，富含钙质的蔬菜、豆类等宜经常食用。可适当选择具有健脾、滋肾的中药和富含钙质的食物，如虾皮、豆类等做成药膳（黄芪虾皮汤、芝麻核桃仁粉等），以起到食补的目的。

运动可减少骨量的丢失，增加肌肉的力量，对因骨、关节疼痛而需暂时卧床休息的患者也应尽可能做些床上的四肢或腰腹部肌肉的运动，以防止肌肉的废用性萎缩及骨质疏松的进一步加剧。

4.2　辨证论治

糖尿病合并骨病的病机要点是本虚标实。本虚以肝肾亏损、阴阳两虚为主，标实则主要是瘀血阻络。因此，在治疗上因抓住病机要点补虚祛实，标本兼顾。

4.2.1　肝肾亏损证

症状：神疲乏力，腰背部疼痛，膝胫酸痛软弱，眩晕耳鸣，健忘，头脑空痛，性功能下降，舌红或淡，脉沉细或数。

治法：滋补肝肾。

方药：壮骨丸（《丹溪心法》）加减。

龟板　黄柏　知母　熟地黄　白芍　锁阳　陈皮　虎骨（用狗骨或牛骨代）　干姜

加减：肾虚耳聋足痿甚者，加紫河车；男子遗精、尿频加菟丝子、芡实。

4.2.2 阴阳两虚证

症状：全身乏力，腰背部疼痛，痛有定处，或倦怠，腹胀，大便时溏，或形体消瘦，或肌肉松软，舌淡少津，脉细弱。

治法：滋阴补阳。

方药：龟鹿二仙膏（《成方切用》）合二仙汤（《中医方剂临床手册》）加减。

鹿角　龟板　太子参　枸杞子　仙茅　仙灵脾　巴戟天　当归　黄柏　知母

加减：关节疼痛拘急，加木瓜、鸡血藤，严重者加用地龙、蜈蚣等虫类药。

4.2.3 气滞血瘀证

症状：腰背疼痛，无力，或肌肉关节刺痛，固定不移，活动不利，运动牵强；或身体沉重，胸胁疼痛；或关节肌肤紫暗、肿胀；舌质紫暗，苔白，脉细涩。

治法：理气活血，通络止痛。

方药：身痛逐瘀汤（《医林改错》）加减。

秦艽　川芎　桃仁　红花　甘草　羌活　没药　当归　五灵脂　香附　牛膝　地龙

加减：疼痛加用蜣螂、全蝎等。

4.3 西医治疗原则

4.3.1 充分控制血糖是治疗的前提，患者常常需要从口服降糖药改为胰岛素治疗。

4.3.2 对骨质疏松症患者，可根据患者情况给予以下治疗。

4.3.2.1 促进骨钙形成药物，如钙与维生素 D 类。

4.3.2.2 抑制骨吸收类药物，如二磷酸盐类降钙素类性激素替代治疗等。

4.3.2.3 促进骨细胞形成药物。

糖尿病合并皮肤病

糖尿病合并皮肤瘙痒症

1 概述

糖尿病合并皮肤瘙痒症是指糖尿病患者无皮肤原发性损害，而以皮肤瘙痒为主要临床表现的皮肤病，严重者可出现抓痕、血痂、皮肤肥厚和苔藓样变。糖尿病患者血糖的急剧升高引起血浆及组织液渗透压发生变化，从而刺激神经末梢兴奋，产生痒感。皮肤角质层水分含量降低导致皮肤干燥，皮肤表层下的高渗状态也使表层细胞发生脱水，加剧皮肤干燥，皮肤生物电活动较弱，易诱发瘙痒。此外，糖尿病患者皮肤缺血缺氧、细胞代谢功能异常及排汗异常均可作为糖尿病合并皮肤瘙痒症的病理因素。糖尿病合并皮肤瘙痒症的发病率约为2.7%。本病若不经适当治疗会严重影响患者的生活质量，若治疗及时，一般预后良好。

糖尿病合并皮肤瘙痒症属中医“风瘙痒”范畴。

2 病因病机

2.1 发病因素

糖尿病合并皮肤瘙痒症的病因多由乎风、湿、热。根据性质的不同，可将风分为外风及内风，外风可伴见湿、热，即风湿、风热；内风又有阴虚生风、血虚生风及血瘀生风三种形式。

2.2 病机及演变规律

糖尿病合并皮肤瘙痒症的老年患者多由于血虚风燥，肌肤失养或脾虚湿蕴，外受风邪所致，冬季高发。青壮年多见血热生风，夏季高发。

2.3 病位、病性

本病可以泛发全身，也可以局限某些部位，最常见的如肛门、外阴等。全身性瘙痒最初局限于一处，继而逐渐扩大至身体大部或全身。初病以实证为主，久多为虚、为瘀。

3 诊断

3.1 临床表现

3.1.1 症状

糖尿病患者自觉皮肤瘙痒，呈发作性，无原发性皮肤损害。

3.1.2 体征

瘙痒较严重时可见皮肤抓痕、血痂、皮肤肥厚、苔藓样变、色素沉着等。

3.2 诊断标准

3.2.1 有糖尿病病史。

3.2.2 无原发性皮肤损害。

3.2.3 阵发性的全身或局部皮肤瘙痒，可伴有抓痕、血痂、皮肤肥厚、苔藓样变、色素沉着等。

3.3 鉴别诊断

3.3.1 全身性皮肤瘙痒需与单纯性瘙痒症、疥疮、虫咬性皮炎、荨麻疹等相鉴别。

3.3.2 局限性皮肤瘙痒需与局部真菌、滴虫等感染及过敏性皮肤病如接触性皮炎和湿疹等相鉴别。

4 治疗

4.1 基础治疗

控制烟酒、浓茶、咖啡、辛辣、海鲜等刺激性饮食，以清淡为宜。

4.2 辨证论治

皮肤瘙痒症多由外风、内风和瘀血引起，治宜消风活血为主。

4.2.1 风热久郁证

症状：周身皮肤瘙痒剧烈，病情缠绵，皮肤肥厚呈苔藓样变，舌红苔薄黄，脉弦细。

治法：解表清热，搜风止痒。

方药：乌蛇祛风汤（《朱仁康临床经验集》）加减。

乌蛇　蝉衣　荆芥　防风　羌活　白芷　黄连　黄芩　金银花　连翘　甘草

4.2.2　血热生风证

症状：皮肤焮红瘙痒，剧者搔破后可有血痕，受热痒增，遇冷痒减，伴有口干、心烦，夏季高发，舌红苔薄黄，脉滑数。

治法：凉血清热，消风止痒。

方药：止痒熄风汤（《朱仁康临床经验集》）加减。

生地黄　丹皮　赤芍　丹参　玄参　白鲜皮　煅龙骨　煅牡蛎　白蒺藜　生甘草

4.2.3　阴虚血燥证

症状：皮肤干燥，瘙痒，抓痕，血痕满布，舌红苔薄或少，脉弦细。

治法：养血润燥，消风止痒。

方药：当归饮子（《证治准绳》）加减。

当归　白芍　生地黄　白蒺藜　荆芥　何首乌　黄芪　甘草

4.2.4　下焦湿热证

症状：皮肤瘙痒，好发于下身，舌红苔白腻或薄黄腻，脉弦滑。

治法：清热祛湿，消风止痒。

方药：龙胆泻肝汤（《兰室秘藏》）加减。

龙胆草　黄芩　栀子　泽泻　白木通　车前子　生地黄　当归　柴胡　生甘草

4.2.5　瘀血阻滞证

症状：瘙痒剧烈，抓破后乌血流溢，皮疹呈暗红色，散布全身，或凝聚结块，或融合成片，舌质暗，苔薄，脉细涩。

治法：活血化瘀，消风止痒。

方药：桃红四物汤（《医宗金鉴》）加减。

当归尾　赤芍　川芎　红花　桃仁　荆芥　蝉蜕　白蒺藜　三棱　莪术　甘草

4.3　其他疗法

4.3.1　中成药

秦艽丸，用于治诸风，瘙痒瘾疹。

4.3.2　针灸

对外阴瘙痒者，可取会阴、双侧血海、肝俞，用异丙嗪做穴位封闭。

4.3.3　外治

苦参酒：苦参、百部、野菊花、凤眼草、樟脑。将前四种药装入大口瓶内，加入75%酒精（或白酒）5000ml泡7天后去渣，加樟脑溶化后备用。用毛笔刷外涂。

女性二阴瘙痒，外用苦参、蛇床子、石榴皮、明矾。水煎，洗患处。

4.4　西医治疗原则

4.4.1　积极治疗糖尿病。

4.4.2　避免包括饮食、环境在内的不良刺激。

4.4.3　口服抗组胺药物及镇静催眠药，也可选用维生素C、钙剂等。

4.4.4　外用炉甘石洗剂、皮质类固醇激素软膏或霜剂。

4.4.5　物理疗法，如紫外线照射、矿泉浴等。

糖尿病合并手足癣

1 概述

糖尿病患者手掌和指间皮肤发生癣菌感染，称为糖尿病手癣；若皮肤癣菌感染发生于足跖部或趾间，称为足癣。手足癣可相互传染，以足癣传成手癣较多。手足癣病以红色毛癣菌、须癣毛癣菌和絮状表皮癣菌感染为多见。糖尿病患者皮肤角质丰富，为感染提供了条件。此外，糖尿病病人皮肤组织含糖量增高，且皮肤表面皮脂的屏障作用遭到破坏，抗菌能力下降，致使皮肤对真菌形成易感性。真菌侵入机体内易被吞噬细胞吞噬，但糖尿病患者巨噬细胞或中性粒细胞的过氧化杀菌活力下降，造成被吞噬细菌在吞噬细胞内继续增生，刺激组织角质增生并不断遭受癣菌分解破坏，以至皮肤癣病难以治愈。糖尿病合并手足癣的发病率较高，据统计占糖尿病病人的65%～70%，且夏季高发。糖尿病合并手足癣，经过治疗后一般可以治愈，但易复发。

糖尿病手癣、足癣分别归属于中医“鹅掌风”及“脚湿气”范畴。

2 病因病机

2.1 发病因素

糖尿病手癣多因感受风毒、湿毒，凝聚皮肤，甚则气血不畅，皮肤失养，或由足癣之湿毒染发。糖尿病足癣为内蕴湿热，湿热下注，或因久居湿地染毒而致。

2.2 病机及演变规律

本病为外感风湿热之毒，蕴积肌肤，病久血瘀风燥，气血不能荣润肌肤，皮肤失养，肥厚燥烈而为鹅掌风，内则肝胃二经湿热下注，湿郁为毒，热而化虫为病，或感受热湿毒而成。初病多实，久则虚实夹杂。我国城市多见，农村少见，南方气候潮湿，发病率高，北方较南方相对为少。本病夏季高发。

2.3 病位、病性

本病病位在手足皮肤，因其多由外邪侵袭所致，故发病以实证居多。久病迁延不愈则虚实夹杂。

3 诊断

3.1 临床表现

糖尿病手癣和足癣的临床表现基本相似，但手癣多局限于一侧，足癣多为双侧。可将手、足癣的临床表现分为三型。

3.1.1 水疱鳞屑型

好发于指（趾）间、掌心、足跖及足侧。皮损初起为散在或群集的水疱，疱液清，可融合成多房性大疱。疱液干涸后可见脱屑，瘙痒明显。

3.1.2 角化过度型

好发于足跟及掌趾部。皮肤角化过度、粗糙、脱屑、干裂、出血。一般无瘙痒，有皲裂时疼痛。

3.1.3 浸渍糜烂型

好发于指（趾）缝，尤以第3～4和4～5指（趾）间多见。表现为皮肤浸渍发白，搔抓后，表皮脱落露出潮红糜烂面。可伴瘙痒，继发细菌感染时有恶臭味。

3.2 理化检查

取水疱的疱壁或鳞屑直接镜检可查出真菌。

3.3 诊断标准

3.3.1 糖尿病病史。

3.3.2 手、足部出现瘙痒、脱屑、糜烂、肥厚、皲裂等表现。

3.3.3 取水疱的疱壁或鳞屑直接镜检可查出真菌。

3.4 鉴别诊断

3.4.1 湿疹

若发于手部，则多为对称性，真菌检查阴性。

3.4.2 掌跖脓疱病

成批发生的水疱或脓疱，对称性分布于掌跖，尤以手掌鱼际及足弓部位为多发，少见于趾间，病情反复难愈，真菌检查阴性。

4 治疗

4.1 基础治疗

控制烟酒、浓茶、咖啡、辛辣、海鲜等刺激性饮食，以清淡为宜。

4.2 辨证论治

本病以祛除湿毒，杀虫润肤止痒为主。常以外用药物治疗，病情较重，瘙痒渗出时可采用内服药治疗。

4.2.1 湿热蕴毒证

症状：手掌皮肤出现增厚、脱皮、瘙痒、裂痕、流水等表现，舌红苔薄黄或黄腻，脉滑数。

治法：清热燥湿，疏风止痒。

方药：内服经验方（《治疗鹅掌风一得》）加减。

苦参　白鲜皮　白蒺藜　紫花地丁　蒲公英　黄柏　乌蛇　当归　赤芍　丹皮

外用醋泡方（《朱仁康临床经验集》）加减。

荆芥　防风　红花　地骨皮　皂角　大枫子　白矾　上药用米醋放盆中泡3~5天后备用。

用法：每日晚上将手浸泡半小时，每剂药可连用2周。

4.2.2 血虚风燥证

症状：皮肤干燥，少汗，脱屑，甚则干裂、出血，伴有头晕、心悸、面色无华，舌淡苔白，脉弦细。

治法：养血润燥，消风止痒。

方药：当归饮子（《证治准绳》）加减。

当归　白芍　生地黄　白蒺藜　荆芥　何首乌　黄芪　甘草

加减：若有水疱鳞屑，以王不留行、白矾（《朱仁康临床经验集》）水煎后泡双足，每次15分钟，每日泡2~3次，连泡10~20天；若有浸渍糜烂，以六一散（《朱仁康临床经验集》）研为细末，撒布在脚趾缝中。

4.3 其他疗法

4.3.1 外治

4.3.1.1 手癣外洗方

处方：苦参、椒目、土荆皮、蛇床子、蝉蜕、白矾、食醋。

用法：除食醋外，其药物先浸泡30分钟，煎一小时，去渣后，加入食醋，待药液温后泡手30分钟，日2~3次，手干后，用紫皮大蒜切成断面，涂抹患处，每剂用4天，7天为1疗程。

4.3.1.2 足癣外洗方

处方：荆芥、防风、红花、五加皮、地骨皮、大枫子、白矾、皂角、米醋。

用法：上药加米醋，浸泡24小时，然后用药液浸泡患足，每日1次，每次30分钟，每剂可连续使用5天，浸泡后均用清水洗净患足。

4.4 西医治疗原则

4.4.1 积极治疗糖尿病。

4.4.2 外用药物治疗

水疱磷屑型，用2%咪康唑或复方间苯二酚搽剂涂擦患处。

角化过度型，用5%水杨酸软膏或复方苯甲酸软膏涂擦患处。

浸渍糜烂型，用醋酸铅、硼酸溶液等湿敷，渗出不多时再给予粉剂（如枯矾粉、咪康唑粉等），皮损干燥后再外用霜剂、水剂。

4.4.3 内用药物治疗

顽固不愈，严重影响生活质量者可口服伊曲康唑。

继发感染者，应用抗生素。